Metotrexato y psoriasis

Coordinador
Lluís Puig Sanz

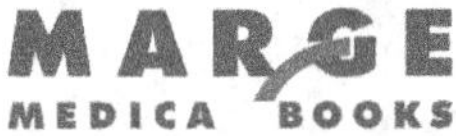

MARGE MEDICA BOOKS

Metotrexato y psoriasis
Coordinador: Lluís Puig Sanz

1.ª edición, 2012

© de esta edición: ICG Marge, SL

Edita
Marge Médica Books
València, 558, ático 2.ª
08026 Barcelona (España)
Tel. +34-932 449 130
Fax +34-932 310 865
www.marge.es

Director editorial
Hèctor Soler

Gestión editorial
Ana Soto, Anna Palacios

Edición
Rosa Serra, David Soler

Colaboración editorial
Míriam López, Esther Solsona

Compaginación
Mercedes Lara

Impresión
Novoprint (Sant Andreu de la Barca, Barcelona)

ISBN: 978-84-15340-40-9
Depósito Legal: B-10.079-2012

Índice

Autores

Gregorio Carretero Hernández
Servicio de Dermatología
Hospital Universitario de Gran Canaria
Dr. Negrín
Las Palmas de Gran Canaria

Luis Dehesa García
Servicio de Dermatología
Hospital Universitario de Gran Canaria
Dr. Negrín
Las Palmas de Gran Canaria

Lluís Puig Sanz
Servicio de Dermatología
Hospital de la Santa Creu i Sant Pau
Barcelona

José Luis Sánchez Carazo
Servicio de Dermatología
Hospital General de Valencia
Valencia

Álvaro Sánchez Vicens
Facultat de Medicina
Unitat Docent Parc de Salut Mar
Universitat Autònoma de Barcelona
Barcelona

Pedro Valerón Almazán
Servicio de Dermatología
Hospital Universitario de Gran Canaria
Dr. Negrín
Las Palmas de Gran Canaria

Jaime Vilar Alejo
Servicio de Dermatología
Hospital Universitario de Gran Canaria
Dr. Negrín
Las Palmas de Gran Canaria

Prólogo

Desde el descubrimiento accidental de su eficacia en el tratamiento de la psoriasis y la artritis reumatoide, hace ya más de sesenta años, el metotrexato se ha convertido en un estándar terapéutico en numerosas enfermedades inflamatorias. Aunque existen cuantiosos estudios que documentan su eficacia en diversas enfermedades reumatológicas, no se ha evaluado de forma sistemática el empleo de metotrexato en enfermedades dermatológicas; en el caso de la psoriasis, la evidencia científica existente acerca de su eficacia y seguridad se basa más en la experiencia clínica que en los ensayos clínicos disponibles, que en todo caso son de publicación reciente y comparativos con otros fármacos. En cualquier caso el metotrexato se considera el tratamiento sistémico convencional de referencia para el control mantenido de la actividad de la psoriasis. Por otra parte, la reciente introducción de los tratamientos biológicos, que ha revolucionado el manejo terapéutico de la psoriasis, ha puesto de relieve la utilidad del metotrexato como tratamiento combinado, al aumentar la eficacia o disminuir el aclaramiento y la inmunogenicidad de algunos agentes biológicos.

En los últimos años se han producido avances importantes en el conocimiento de la farmacocinética, del mecanismo de acción y del perfil de seguridad del metotrexato, que junto con la aparición de nuevas presentaciones han dado lugar a cambios en el manejo clínico de la psoriasis y diversas dermatosis, lo cual justifica la presente revisión.

Como coordinador de esta monografía, deseo manifestar mi agradecimiento a los autores de los diferentes capítulos, en los que se revisa el empleo de metotrexato en la psoriasis y otras enfermedades dermatológicas de forma sistemática y a la vez orientada a la práctica clínica, con especial referencia a las pautas de administración, a la selección de los pacientes y a la monitorización de posibles efectos adversos que permiten optimizar la eficacia y seguridad de este tratamiento. En especial deseo transmitir mi reconocimiento por aceptar mi invitación a los Dres. Gregorio Carretero y José Luis Sánchez Carazo, miembros del Grupo de Psoriasis de la Academia Española de Dermatología y coautores de unas directrices sobre el empleo de metotrexato en la psoriasis que nos sirvieron de inspiración.

También es oportuno en este prólogo mencionar nuestro sincero agradecimiento a Gebro Pharma, que atendió nuestra propuesta y patrocinó el proyecto, y a todo el equipo de Marge Books, por su paciencia, profesionalidad y eficacia en la cuidada edición de esta monografía, *Metotrexato y psoriasis,* que esperamos que sirva como referencia útil y herramienta de consulta rápida para todos los compañeros que ponen su esfuerzo e ilusión en mejorar todos los días el tratamiento y la calidad de vida de sus pacientes.

LLUÍS PUIG SANZ
Barcelona, 13 de mayo de 2012

Metotrexato y psoriasis

Capítulo 1

Introducción y generalidades

L. Puig Sanz

Servicio de Dermatología
Hospital de la Santa Creu i Sant Pau
Barcelona

Dirección para correspondencia
Dr. Lluís Puig Sanz
lpuig@santpau.cat

Introducción

El metotrexato (ácido 4-amino-N10-metilpteroil glutámico) (véase la figura 1) es un análogo de la aminopterina (ácido 4-amino-pteroil glutámico), un antagonista del ácido fólico introducido en 1948 para el tratamiento de la leucemia aguda pediátrica[1] al que sustituyó por su perfil de toxicidad más favorable. Durante varios años, el empleo de antagonistas del folato se restringió a la oncología, pero en 1951 Gubner *et al.*[2] comunicaron las primeras observaciones casuales que indicaban la eficacia del metotrexato en pacientes con artritis reumatoide o psoriasis; el primer estudio sobre la eficacia de este tratamiento en la psoriasis se remonta a 1958,[3] y en 1972 se publicaron las primeras directrices sobre su empleo en dermatología.[4]

1 Farmacocinética

El metotrexato se puede administrar por vía oral, subcutánea, intramuscular o intravenosa; para el tratamiento de enfermedades inflama-

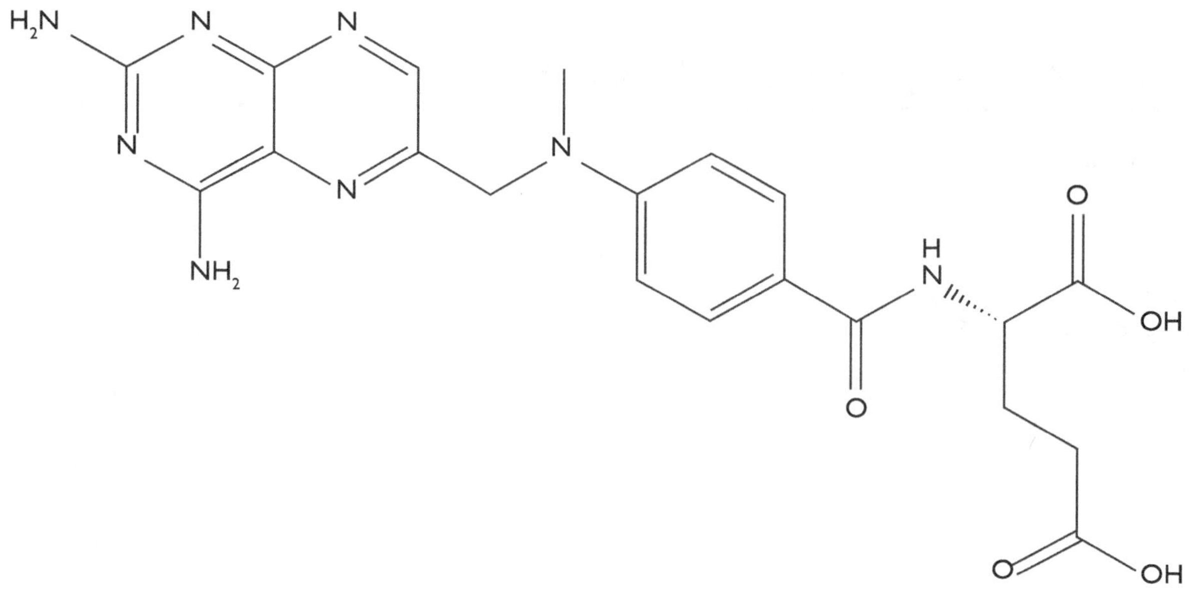

Figura 1. Estructura del metotrexato.

torias como la psoriasis, a la dosis habitual de 7,5 hasta 25 mg/sem, casi siempre se emplea la vía oral o subcutánea. La biodisponibilidad del metotrexato por vía oral a dosis bajas es alta (un 70 %),[5] aunque puede variar entre individuos; a dosis superiores a 15 mg/sem disminuye hasta un 30 %, ya que la absorción del metotrexato por el tracto gastrointestinal viene determinada por un transportador saturable, el transportador de folato reducido 1 (*reduced folate carrier 1*, RFC).[5] Por este motivo, y por su mayor tolerabilidad gastrointestinal, se tiende a preferir la vía parenteral en estos casos,[6] aunque la administración en dosis separadas puede mejorar la biodisponibilidad por vía oral.[7] La absorción oral de metotrexato, que se produce fundamentalmente en el yeyuno proximal, no se ve reducida por la ingesta de alimentos, pero sí en el contexto de mala absorción intestinal o enfermedad inflamatoria intestinal. La biodisponibilidad del metotrexato administrado por vía parenteral es similar, independientemente de la vía.

Tras la absorción, un 10 % del metotrexato es objeto de conversión hepática en un metabolito parcialmente inactivo, el 7-hidroximetotrexato, lo que reduce las concentraciones plasmáticas de metotrexato. La capacidad de catabolización de metotrexato a 7-hidroximetotrexato mediante la aldehído oxidasa es muy variable (en algunos individuos es hasta catorce veces superior a otros), con una distribución bimodal dentro de la población. Los catabolizadores rápidos tienen una menor respuesta terapéutica a metotrexato; por otra parte, el ácido fólico (a diferencia del folínico) inhibe esta catabolización, y podría contribuir a aumentar los niveles de metotrexato en los catabolizadores rápidos.[8] El 7-hidroximetotrexato compite por la captación celular del metotrexato mediante los RFC, que también internalizan los folatos reducidos y el ácido fólico, aunque con baja afinidad. Las alteraciones cuantitativas o cualitativas de los RFC, al igual que los niveles elevados de folato exógeno que

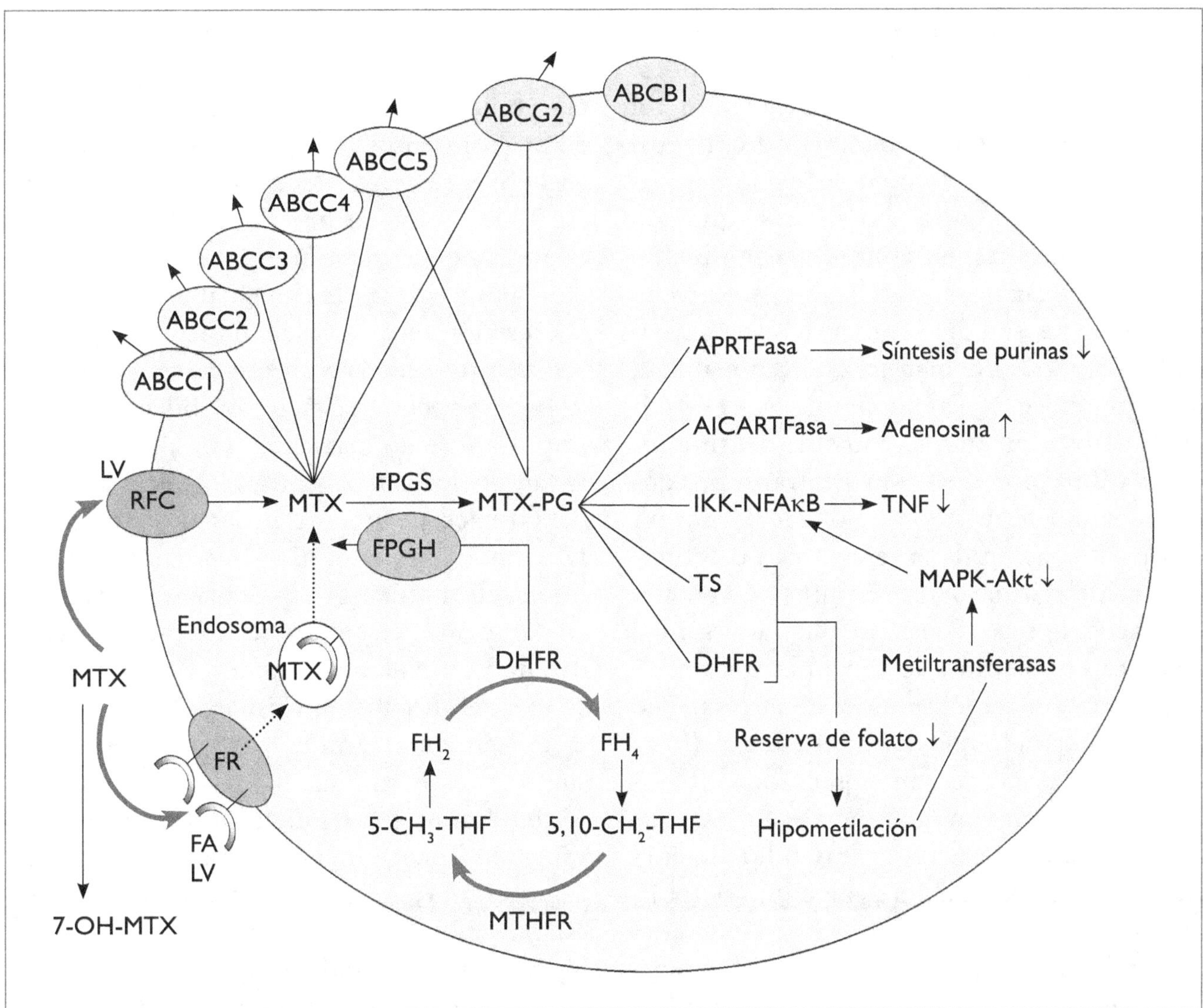

Figura 2. Mecanismos de resistencia farmacocinética y celular al metotrexato (disponible en: http://www.medscape.com/viewarticle/550574_3). El metabolismo hepático del metotrexato a 7-hidroximetotrexato, parcialmente inactivo, reduce las concentraciones plasmáticas de metotrexato y determina una competencia por la captación intracelular mediante RFC, que también internalizan los folatos reducidos y el ácido fólico, aunque con menor afinidad. Las alteraciones cuantitativas o cualitativas en la expresión de RFC determinan una resistencia a metotrexato por alteraciones de transporte, al igual que lo hacen los niveles elevados de folatos exógenos que compiten por los transportadores. Dentro de la célula, el metotrexato es metabolizado a poliglutamatos por acción de la FPGS, un proceso revertido por la FPGH. Los monoglutamatos y, hasta cierto punto, los poliglutamatos son expulsados al exterior de la célula mediante los transportadores ABCC1-ABCC5 y ABCG2. ABCB1 no transporta al metotrexato. Los poliglutamatos de metotrexato inhiben varios enzimas fundamentales del metabolismo del folato, tales como la DHFR y la TS, e impiden la síntesis de purinas *de novo* mediante la APRTFasa y la AICARTFasa. El efecto supresor del metotrexato sobre enfermedades inflamatorias tales como la artritis reumatoide o la psoriasis viene determinado por la inhibición enzimática, la depleción de folatos y los efectos directos o indirectos sobre las vías de señalización de la liberación de citocinas (como las mediadas por NFκB e IKK). 5-CH$_3$-THF: 5-metiltetrahidrofolato; 5,10-CH$_2$-THF: 5,10-metilentetrahidrofolato; 7-OH-MTX: 7-hidroximetotrexato; ABC: ATP-*binding cassette,* con subfamilias específicas; AICARTFasa: 5-aminoimidazol-4-carboxamidarribonucleótido formiltransferasa; APRTFasa: amidofosforribosiltransferasa; DHFR: dihidrofolato reductasa; FA: ácido fólico; FH$_2$: dihidrofolato; FH$_4$: tetrahidrofolato; FPGH: folilpoliglutamato hidrolasa; FPGS: folilpoliglutamato sintetasa; FR: receptor de folato; IKK: inhibidor de la IκB cinasa; LV: leucovorin; MAPK: proteincinasa activada por mitógeno *(mitogen-activated protein kinase);* MTHFR: metilentetrahidrofolato reductasa; MTX: metotrexato; MTX-PG: poliglutamatos de metotrexato; NFκB: factor nuclear κB; RFC: transportador de folato reducido 1 *(reduced folate carrier 1);* TNF: factor de necrosis tumoral *(tumor necrosis factor);* TS: timidilato sintetasa.

compiten por el receptor, pueden determinar una resistencia mediada por transporte a la acción terapéutica del metotrexato. El metotrexato, al igual que el 7-hidroximetotrexato, es objeto de metabolización intracelular a mono- y poliglutamatos, que son los principales responsables de la inhibición de diversos enzimas, por lo que sus niveles intracelulares se correlacionan con la actividad terapéutica del metotrexato (en realidad, un profármaco)[5] (véase la figura 2). Los poliglutamatos se liberan lentamente del interior de la célula por la acción de transportadores de eflujo activos, lo que puede contribuir a la prolongación de la tercera fase de eliminación del fármaco y determina diferencias farmacogenéticas:[9] aunque la variabilidad genética en cuanto a los enzimas que intervienen en el metabolismo del metotrexato no se ha demostrado que tenga relevancia clínica en la psoriasis,[10] se han observado diferencias en relación con la eficacia y el riesgo de toxicidad asociadas con la variabilidad genética en los transportadores de eflujo de poliglutamatos.[11]

Por lo que respecta a la distribución del metotrexato, un 35-50 % se une a la albúmina (frente a un 91-95 % del 7-hidroximetotrexato), y alcanza sus máximas concentraciones en el riñón, el hígado, la vesícula biliar, el bazo, la piel y los hematíes; la concentración en estos últimos puede reflejar la posible toxicidad hematológica y el acúmulo hepático del fármaco. El metotrexato tiende a acumularse en el compartimiento extravascular, por lo que debe extremarse la precaución cuando se administra a pacientes con derrame pleural, ascitis o edema masivo, por el riesgo de toxicidad al reabsorberse el fluido extravascular.

En cuanto al aclaramiento del metotrexato, el 65-80 % del fármaco se excreta por los riñones sin metabolizar (en su mayor parte, en las primeras doce horas después de la administración), y un 20-35 % es objeto de secreción biliar y se metaboliza o transfiere a otros compartimientos. El metotrexato excretado en la bilis se convierte en ácido 2,4-diamino-N10-metilpteroico por acción de la carboxipeptidasa de la microflora intestinal. La filtración glomerular es la principal responsable de la excreción renal, y resultan menos importantes la secreción y la reabsorción tubulares; por lo que respecta a la secreción biliar, adquiere importancia en pacientes con insuficiencia renal, en los que disminuye el aclaramiento del fármaco y aumenta el riesgo de toxicidad. La hemodiálisis y la diálisis peritoneal determinan disminuciones limitadas y transitorias en las concentraciones séricas del fármaco, debido a su baja-media unión a proteínas y a su elevada distribución tisular.

La semivida terminal del metotrexato en suero es, aproximadamente, de entre siete y diez horas, pero puede prolongarse hasta veintiséis horas en algunos pacientes; las concentraciones intraeritrocitarias permanecen estables durante nueve días, mientras que las séricas se vuelven indetectables al cabo de cincuenta y dos horas.[12] Aunque se puede establecer el aclaramiento individual de metotrexato con solo dos determinaciones (a los treinta y a los ciento veinte minutos después de la administración), ello no resulta útil para definir el régimen terapéutico óptimo en la artritis reumatoide.[13] Si bien la lista de interacciones medicamentosas del metotrexato queda fuera del ámbito de este capítulo, conviene destacar que no se han descrito diferencias en las concentraciones séricas de metotrexato entre grupos de pacientes tratados o no con diversos antinflamatorios no esteroideos;[14] sin embargo, es muy importante recordar que se debe disminuir la dosis de metotrexato en los ancianos (> 65 años) y en pacientes con insuficiencia renal.[15]

2 Patrón de uso y vías de administración

En los últimos cinco años se han producido algunos cambios en el patrón de uso del metotrexato, tanto por parte de los reumatólogos como de los dermatólogos. Una revisión concluye que la biodisponibilidad del metotrexato por vía oral disminuye a dosis superiores a 17,5 mg,[16] lo que hace preferible la vía parenteral. En un ensayo clínico se comparó la eficacia y seguridad del metotrexato por vía oral y subcutánea en pacientes con artritis reumatoide.[17] A las cuarenta y ocho semanas alcanzaron el objetivo terapéutico ACR20 (American College of Rheumatology 20) el 78 % de los pacientes tratados por vía subcutánea, frente al 70 % de los que recibieron metotrexato oral; por lo que se refiere a la incidencia de efectos adversos, también se observó una diferencia (62 % frente a 66 %), aunque en este caso no fue estadísticamente significativa. En los pacientes que no respondían a la dosis de 15 mg por vía oral, un 30 % consiguió alcanzar la

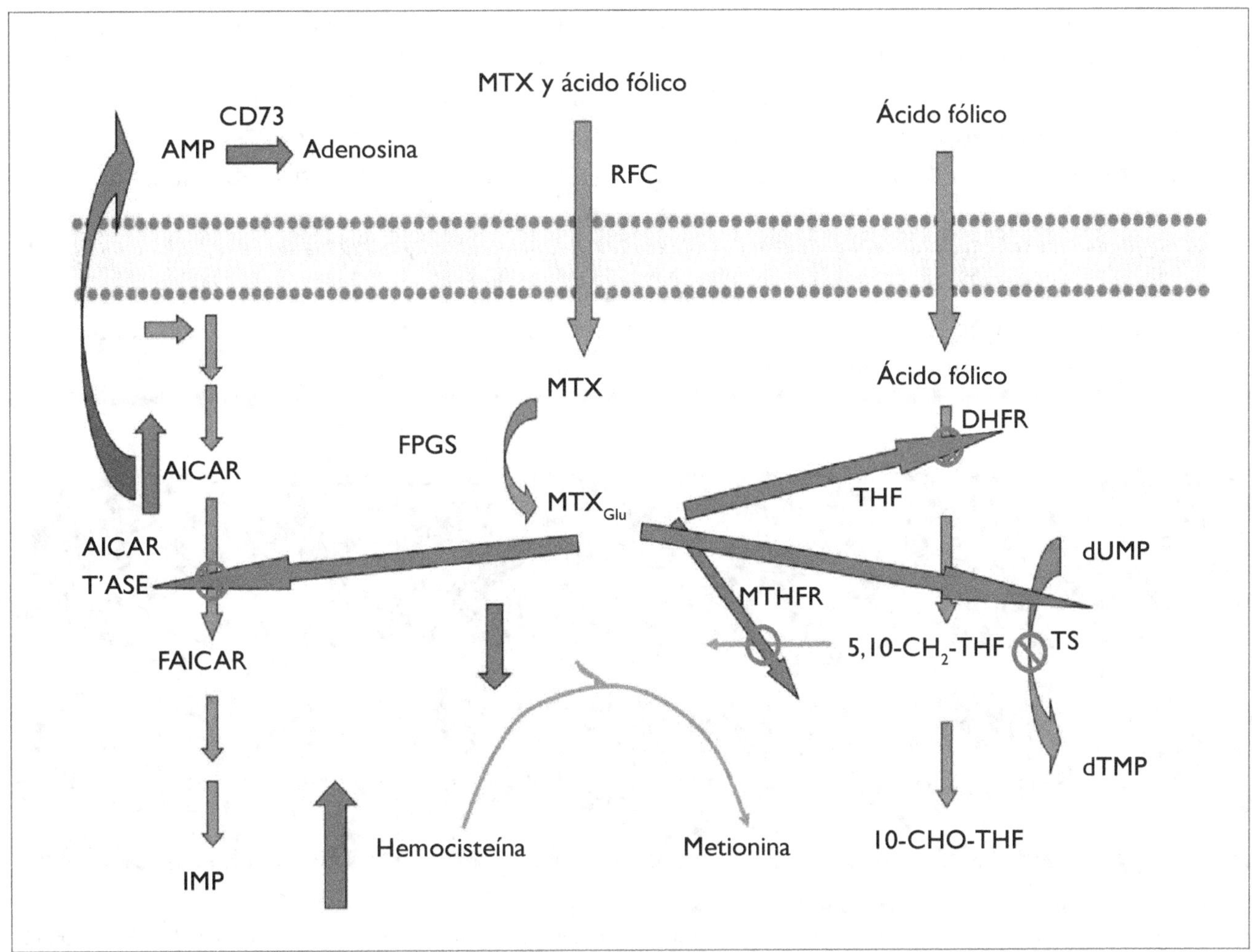

Figura 3. Efectos del metotrexato sobre el metabolismo celular.[16] MTX: metotrexato; MTX_{Glu}: poliglutamato de metotrexato; CD73: ecto-5'-nucleotidasa; RFC: transportador de folato reducido 1 *(reduced folate carrier 1)*; DHFR: dihidrofolato reductasa; THF: tetrahidrofolato; MTHFR: metilentetrahidrofolato reductasa; FPGS: folilpoliglutamato sintetasa; AICAR: aminoimidazol carboxamidorribonucleótido; AICAR T'Ase: AICAR transformilasa; FAICAR: formil-AICAR.

respuesta ACR20 cuando se cambió la vía de administración.[17] Este estudio representa la primera prueba formal de la mayor eficacia del metotrexato por vía subcutánea,[18] y cabe esperar que los resultados puedan extrapolarse al tratamiento de la psoriasis, aunque todavía no existe evidencia científica al respecto. Basándose en esta respuesta superior en el tratamiento de la artritis reumatoide, se ha efectuado un análisis farmacoeconómico en España que indica que los costes adicionales del tratamiento con metotrexato por vía subcutánea se verían compensados por su mejora en efectividad.[19]

En el tratamiento de la psoriasis, la mayoría de los dermatólogos (97 %) y reumatólogos (80 %) en Canadá inician el tratamiento por vía oral, pero pasa a prescribirlo por vía parenteral un menor porcentaje de dermatólogos (49 % frente a 96 %), y la preferencia por la vía subcutánea también es menor entre estos especialistas (63 % frente a 98 %).[20] Parece razonable suponer que se ampliará el uso del metotrexato por vía subcutánea en el ámbito dermatológico, teniendo en cuenta que están siendo cuestionadas la utilidad de la dosis de prueba (es una práctica frecuente iniciar el tratamiento con dosis de 10 a 15 mg, con una adecuada selección de los pacientes),[21] las ventajas en cuanto a eficacia[17] y tolerabilidad gastrointestinal a la dosis de 15 mg[22] (que probablemente puedan extrapolarse a los pacientes con psoriasis), y la mayor familiarización de los pacientes dermatológicos con el empleo de inyecciones subcutáneas. La introducción en el último año de formulaciones con una mayor concentración de metotrexato (50 mg/ml) en jeringas precargadas proporciona tolerabilidad y conveniencia mayores,[23] y es preferida a la presentación con 10 mg/ml por la mayoría (93 %) de los pacientes tratados con 20 mg semanales.[24]

Por otra parte, la disponibilidad de numerosas presentaciones, con un rango comprendido entre 7,5 y 30 mg con intervalos de 2,5 y/o 5 mg, permite ajustar de forma exacta la dosis y eliminar el impacto medioambiental y la exposición del personal sanitario a la

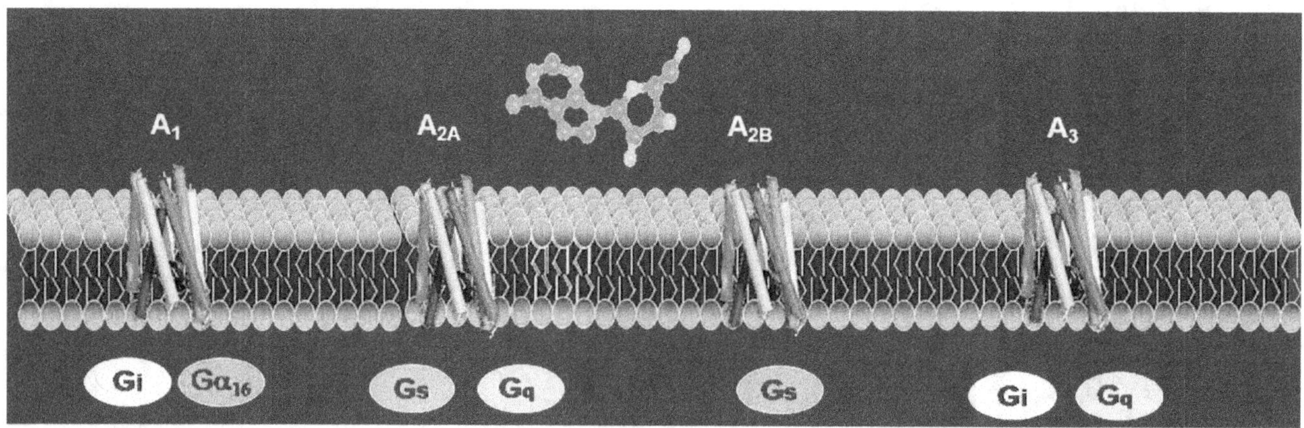

A$_1$: acción antinflamatoria *in vivo*; efectos sobre el sistema nervioso central.

A$_{2A}$: inhibe la función de las células inflamatorias; inhibe la función de las células endoteliales; inhibe la activación de NFκB; aumenta la producción de citocinas antinflamatorias; regula la función de los linfocitos T; suprime la activación plaquetaria.

A$_{2B}$: acción antinflamatoria *in vivo*.

A$_3$: inhibe la función de las células inflamatorias.

Figura 4. Los receptores de adenosina son miembros de la familia de receptores acoplados a la proteína G.[5] Principales acciones relacionadas con la activación de cada receptor.

Figura 5. Estructura del receptor A_{2A}.
(Disponible en: http://esciencenews.com/
articles/2008/10/06/scripps.research.scientists.define.
structure.important.neurological.receptor.)

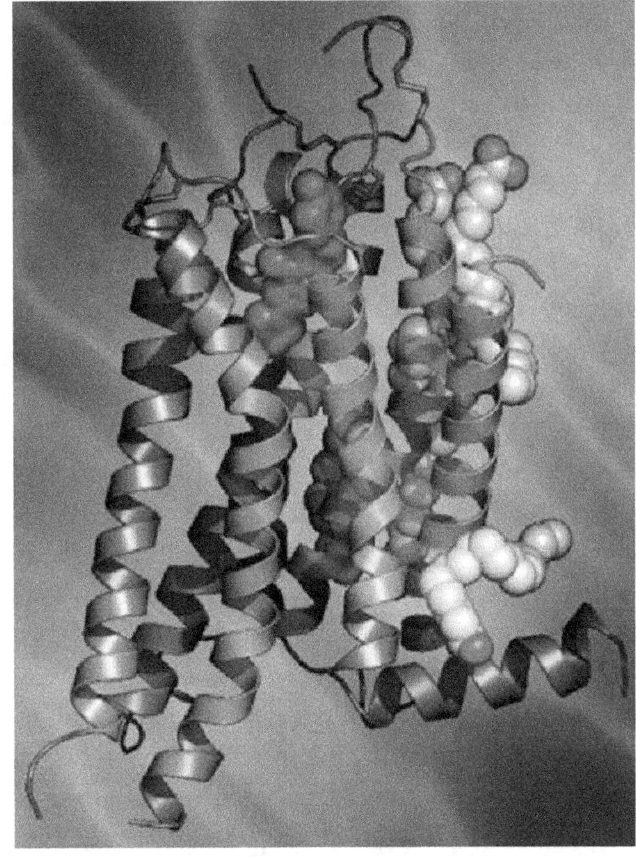

manipulación y el desecho del contenido no aprovechado del vial o las jeringas.[25]

3 Mecanismos de acción del metotrexato

Entre los diversos mecanismos de acción propuestos para el metotrexato se incluyen la inhibición de la síntesis de purinas y pirimidinas, la supresión de reacciones de transmetilación con acúmulo de poliaminas, la reducción de la proliferación de linfocitos T dependiente de antígeno y la promoción de la liberación de adenosina con la consiguiente supresión de la inflamación.[5]

Queda claro que el metotrexato inhibe la proliferación de las células neoplásicas y la síntesis *de novo* de purinas y pirimidinas, como consecuencia de la inhibición irreversible de la dihidrofolato reductasa, responsable de la producción de tetrahidrofolato (véase la figura 3); la administración de dosis elevadas de ácido fólico o folínico puede revertir este efecto, pero durante la última década del siglo xx y la primera del xxi se ha establecido el papel de los suplementos de folato (a dosis de 5 mg/d o inferiores) para prevenir la toxicidad de metotrexato en el tratamiento de enfermedades inflamatorias como la artritis reumatoide o la psoriasis sin que disminuya de forma significativa la eficacia del tratamiento,[26] lo que obliga a plantear que intervengan mecanismos de acción terapéutica diferentes (véase la figura 3) en estas enfermedades[27,28] (y a dosis inferiores a aproximadamente 25 mg/sem, uno o dos órdenes de magnitud inferiores a las empleadas en quimioterapia, que oscilan entre 1-2,5 g/m^2 por vía intravenosa y 20-100 $mg/m^2/d$ por vía oral en tratamiento de mantenimiento).

Se ha postulado como mecanismo antinflamatorio del metotrexato la producción de especies reactivas de oxígeno; en líneas celulares de división rápida, la inhibición de la proliferación causada por metotrexato se acompaña de un aumento en las concentraciones citosólicas de peróxido y se ve reducida por la adición de antioxidantes.[29] Sin embargo, las dianas potenciales en las enfermedades inflamatorias no son células con una tasa de división espontánea elevada, y no se han aducido evidencias en modelos animales ni experimentos en pacientes que favorezcan esta hipótesis.

Otra hipótesis que se ha invocado es que, al impedir la generación de tetrahidrofolato, el metotrexato inhibiría las reacciones de transmetilación que se requieren en muchos procesos inflamatorios; no obstante, los estudios efectuados con inhibidores selectivos de la transmetilación no han demostrado ninguna eficacia clínica, lo que hace poco plausible esta hipótesis.[28]

El metotrexato, tanto en modelos animales de inflamación como en pacientes con artritis reumatoide, induce a la liberación extracelular de adenosina, que actúa como agente antinflamatorio mediante receptores específicos (en concreto, los de tipo A_2)[30] que también intervienen en la patogenia de la fibrosis hepática (véase la figura 4).[31]

El metotrexato, especialmente en forma de poliglutamato (su forma de acúmulo intracelular), inhibe la aminoimidazol carboxamidarribonucleótido (AICAR) transformilasa de forma más potente que otros enzimas implicados en la biosíntesis de purinas *de novo*.[32] La inhibición de este enzima conduce a un acúmulo intracelular de AICAR, que inhibe competitivamente la adenosín monofosfato (AMP) desaminasa, lo que da lugar al acúmulo de AMP, que se libera al exterior de la célula y se convierte en adenosina por acción de la ecto-5'-nucleotidasa (CD73).[33,34] La adenosina

tiene una semivida muy corta (segundos) en sangre periférica y fluidos corporales, por lo que es extremadamente difícil determinar sus niveles; la mayoría de los estudios publicados se basan en el bloqueo de sus efectos biológicos mediante inhibidores de su metabolismo o sus receptores,[35,36] o bien en el empleo de modelos experimentales en ratones carentes de CD73[34] y en otras cepas de ratones.[37]

La cafeína, un antagonista poco selectivo de los receptores de adenosina, bloquea sus efectos antinflamatorios *in vitro* y en modelos animales de artritis,[38] por lo que es posible que la ingesta de café y otras bebidas con cafeína pueda interferir con la actividad terapéutica (¿y tóxica?) del metotrexato. Esta hipótesis se ve apoyada por algunos estudios,[39] aunque no se ha confirmado en un estudio retrospectivo de pacientes con artritis reumatoide,[40] ni se ha observado ninguna relación entre la dosis de mantenimiento y el consumo de café en pacientes con psoriasis o artritis psoriásica.[41]

Aunque la acción antiproliferativa del metotrexato explica la estomatitis, la anemia, la leucopenia y la alopecia, la liberación de adenosina puede contribuir a explicar otros efectos adversos del metotrexato: la acción sobre sus receptores A_1 y A_{2B} estimula la esteatosis hepática,[42] mientras que la unión a sus receptores A_{2A} interviene en el desarrollo de fibrosis[43] y cirrosis hepática.[41] Algunos pacientes refieren una marcada astenia el día que toman metotrexato, posiblemente relacionada con la liberación de adenosina en el sistema nervioso central[44] y que podría mejorar con la administración de aminofilina.[45] La estructura del receptor A_{2A}, sobre el que pueden actuar competitivamente tanto la adenosina liberada por acción del metotrexato como las metilxantinas, se ilustra en la figura 5.

Otro posible mecanismo de acción del metotrexato podría basarse en su acción inhibitoria sobre la proliferación de los linfocitos T, estimulada por antígeno, tanto *in vitro* como en pacientes tratados con el fármaco,[46] o en la inducción de apoptosis en linfocitos T activados,[46] posiblemente mediada por receptores de adenosina.[47] También se ha propuesto que la acción del metotrexato en la psoriasis podría venir determinada por la supresión de la activación de los linfocitos T (mediante mecanismos dependientes de folato) y la expresión alterada de moléculas de adhesión (mediante adenosina).[48-50]

4 Conclusiones

En resumen, aunque ha mejorado mucho nuestra comprensión del mecanismo de acción del metotrexato en enfermedades inflamatorias como la psoriasis, muchos de sus aspectos siguen sin ser resueltos. Sin embargo, parece claro que la acción del metotrexato requiere su transporte al interior de la célula, la formación de poliglutamatos como forma activa del fármaco y la inhibición de enzimas implicados en la síntesis de purinas. La adenosina extracelular, mediante receptores específicos, parece estar implicada en las fases finales de esta vía que determinan las acciones farmacológicas del metotrexato.

En los siguientes capítulos se discutirán en detalle los aspectos de eficacia y seguridad implicados en el tratamiento con metotrexato de la psoriasis y otras enfermedades dermatológicas.

Bibliografía

1. Farber S, Diamond LK, Mercer RD, Sylvester RF Jr, Wolff JA. Temporary remissions in acute leukemia in children produced by folic acid antagonist, 4-aminopteroyl-glutamic acid (aminopterin). N Engl J Med. 1948; 238: 787-93.

2. Gubner R, August S, Ginsberg V. Therapeutic suppression of tissue reactivity: II. Effect of aminopterin in rheumatoid arthritis and psoriasis. Am J Med Sci. 1951; 221: 176-82.

3. Edmundson WF, Guy WB. Treatment of psoriasis with folic acid antagonists. AMA Arch Derm. 1958; 78: 200-3.

4. Roenigk HH Jr, Maibach HI, Weinstein GD. Use of methotrexate in psoriasis. Arch Dermatol. 1972; 105: 363-5.

5. Tian H, Cronstein BN. Understanding the mechanisms of action of methotrexate: implications for the treatment of rheumatoid arthritis. Bull NYU Hosp Jt Dis. 2007; 65: 168-73.

6. Hamilton RA, Kremer JM. Why intramuscular methotrexate works better than oral drug in patients with rheumatoid arthritis. Br J Rheumatol. 1997; 36: 86-90.

7. van Roon EN, van de Laar MA. Methotrexate bioavailability. Clin Exp Rheumatol. 2010; 28(5 Suppl 61): S27-32.

8. Baggott JE, Morgan SL. Methotrexate catabolism to 7-hydroxymethotrexate in rheumatoid arthritis alters drug efficacy and retention and is reduced by folic acid supplementation. Arthritis Rheum. 2009; 60: 2257-61.

9. Hider SL, Bruce IN, Thomson W. The pharmacogenetics of methotrexate. Rheumatology (Oxford). 2007; 46: 1520-4.

10. Warren RB, Smith RL, Campalani E, Eyre S, Smith CH, Barker JN, et al. Outcomes of methotrexate therapy for psoriasis and relationship to genetic polymorphisms. Br J Dermatol. 2009; 160: 438-41.

11. Warren RB, Smith RL, Campalani E, Eyre S, Smith CH, Barker JN, et al. Genetic variation in efflux transporters influences outcome to methotrexate therapy in patients with psoriasis. J Invest Dermatol. 2008; 128: 1925-9.

12. Kremer JM, Galivan J, Streckfuss A, Kamen B. Methotrexate metabolism analysis in blood and liver of rheumatoid arthritis patients. Association with hepatic folate deficiency and formation of polyglutamates. Arthritis Rheum. 1986; 29: 832-5.

13. Lafforgue P, Monjanel-Mouterde S, Durand A, Catalin J, Acquaviva PC. Lack of correlation between pharmacokinetics and efficacy of low dose methotrexate in patients with rheumatoid arthritis. J Rheumatol. 1995; 22: 844-9.

14. Wiela-Hojenska A, Orzechowska-Juzwenko K, Swierkot J, Wiland P, Hurkacz M, Szechinski J. Monitoring methotrexate therapy in patients with rheumatoid arthritis. Int J Clin Pharmacol Ther. 2004; 42: 434-41.

15. Bressolle F, Bologna C, Kinowski JM, Arcos B, Sany J, Combe B. Total and free methotrexate pharmacokinetics in elderly patients with rheumatoid arthritis. A comparison with young patients. J Rheumatol. 1997; 24: 1903-9.

16. van Roon EN, van de Laar MA. Methotrexate bioavailability. Clin Exp Rheumatol. 2010; 28(5 Suppl 61): S27-32.

17. Braun J, Kästner P, Flaxenberg P, Währisch J, Hanke P, Demary W, et al. MC-MTX.6/RH Study Group. Comparison of the clinical efficacy and safety of subcutaneous versus oral administration of methotrexate in patients with active rheumatoid arthritis: results of a six-month, multicenter, randomized, double-blind, controlled, phase IV trial. Arthritis Rheum. 2008; 58: 73-81.

18. Braun J. Optimal administration and dosage of methotrexate. Clin Exp Rheumatol. 2010; 28(5 Suppl 61): S46-51. Epub 2010 Oct 28.

19. Crespo C, Brosa M, Galván J, Carbonell J, Maymó J, Marenco JL, et al. Análisis farmacoeconómico de Metoject® en el tratamiento de la artritis reumatoide en España. Reumatol Clin. 2010; 6: 203-11.

20. Dupuis EC, Bhole VM, DFutz JP. Differing patterns of methotrexate use for psoriatic disease amongst dermatologists and rheumatologists. Br J Dermatol. 2012 Feb 6. [Epub ahead of print].

21. Carretero-Hernández G. Metotrexato en psoriasis: ¿es necesaria una dosis de prueba? Actas Dermosifiliogr. 2012; 103: 1-4.

22. Rutkowska-Sak L, Rell-Bakalarska M, Lisowska B. Oral versus subcutaneous low-dose methotrexate treatment in reducing gastrointestinal side effects. Reumatologia. 2009; 47: 207-11.

23. Striesow F, Brandt A. Preference, satisfaction and usability of subcutaneously administered methotrexate for rheumatoid arthritis or psoriatic arthritis: results of a postmarketing surveillance study with a high-concentration formulation. Ther Adv Musculoskelet Dis. 2011; 0: 1-7.

24. Müller-Ladner U, Rockwitz K, Brandt-Jürgens J, Haux R, Kästner P, Braun J, *et al.* MC-MTX.10/RH Study Group. Tolerability and patient/physician satisfaction with subcutaneously administered methotrexate provided in two formulations of different drug concentrations in patients with rheumatoid arthritis. Open Rheumatol J. 2010 Mar 18; 4: 15-22.

25. Protocolos de vigilancia sanitaria específica. Agentes citostáticos. Comisión de Salud Pública. Consejo Interterritorial del Sistema Nacional de Salud [consultado 24/02/2012]. Disponible en: http://www.msc.es/ciudadanos/saludAmbLaboral/docs/Agentescitostaticos.pdf.

26. Prey S, Paul C. Effect of folic or folinic acid supplementation on methotrexate-associated safety and efficacy in inflammatory disease: a systematic review. Br J Dermatol. 2009; 160: 622-8.

27. Warren RB, Griffiths CE. Systemic therapies for psoriasis: methotrexate, retinoids, and cyclosporine. Clin Dermatol. 2008; 26: 438-47.

28. Cronstein B. How does methotrexate suppress inflammation? Clin Exp Rheumatol. 2010; 28(5 Suppl 61): S21-3.

29. Phillips DC, Woollard KJ, Griffiths HR. The anti-inflammatory actions of methotrexate are critically dependent upon the production of reactive oxygen species. Br J Pharmacol. 2003; 138: 501-11.

30. Montesinos MC, Desai A, Delano D, Chen JF, Fink JS, Jacobson MA, *et al.* Adenosine A2A or A3 receptors are required for inhibition of inflammation by methotrexate and its analog MX-68. Arthritis Rheum. 2003; 48: 240-7.

31. Chan ES, Montesinos MC, Fernández P, Desai A, Delano DL, Yee H, *et al.* Adenosine A (2A) receptors play a role in the pathogenesis of hepatic cirrhosis. Br J Pharmacol. 2006; 148: 1144-55.

32. Baggott JE, Morgan SL, Vaughn WH. Differences in methotrexate and 7-hydroxymethotrexate inhibition of folate-dependent enzymes of purine nucleotide biosynthesis. Biochem J. 1994; 300(Pt 3): 627-9.

33. Cronstein BN, Naime D, Ostad E. The antiinflammatory mechanism of methotrexate. Increased adenosine release at inflamed sites diminishes leukocyte accumulation in an in vivo model of inflammation. J Clin Invest. 1993; 92: 2675-82.

34. Montesinos MC, Takedachi M, Thompson LF, Wilder TF, Fernández P, Cronstein BN. The antiinflammatory mechanism of methotrexate depends on extracellular conversion of adenine nucleotides to adenosine by ecto-5'-nucleotidase: findings in a study of ecto-5'-nucleotidase gene-deficient mice. Arthritis Rheum. 2007; 56: 1440-5.

35. Morabito L, Montesinos MC, Schreibman DM, Balter L, Thompson LF, Resta R, *et al.* Methotrexate and sulfasalazine promote adenosine release by a mechanism that requires ecto-5'-nucleotidase-mediated conversion of adenine nucleotides. J Clin Invest. 1998; 101: 295-300.

36. Riksen NP, Barrera P, van den Broek PH, van Riel PL, Smits P, Rongen GA. Methotrexate modulates the kinetics of adenosine in humans in vivo. Ann Rheum Dis. 2006; 65: 465-70.

37. Delano DL, Montesinos MC, Desai A, Wilder T, Fernandez P, D'Eustachio P, *et al.* Genetically based resistance to the anti-inflammatory effects of methotrexate in the air-pouch model of acute inflammation. Arthritis Rheum. 2005; 52: 2567-75.

38. Montesinos MC, Yap JS, Desai A, Posadas I, McCrary CT, Cronstein BN. Reversal of the antiinflammatory effects of methotrexate by the nonselective adenosine receptor antagonists theophylline and caffeine: evidence that the anti-inflammatory effects of methotrexate are mediated via multiple adenosine receptors in rat adjuvant arthritis. Arthritis Rheum. 2000; 43: 656-63.

39. Nesher G, Mates M, Zevin S. Effect of caffeine consumption on efficacy of methotrexate in rheumatoid arthritis. Arthritis Rheum. 2003; 48: 571-2.

40. Benito-García E, Heller JE, Chibnik LB, Maher NE, Matthews HM, Bilics JA, *et al.* Dietary caffeine intake does not affect methotrexate efficacy in patients with rheumatoid arthritis. J Rheumatol. 2006; 33: 1275-81.

41. Swanson DL, Barnes SA, Mengden Koon SJ, El-Azhary RA. Caffeine consumption and methotrexate dosing requirement in psoriasis and psoriatic arthritis. Int J Dermatol. 2007; 46: 157-9.

42. Peng Z, Borea PA, Varani K, Wilder T, Yee H, Chiriboga L, *et al.* Adenosine signaling contributes to ethanol-induced fatty liver in mice. J Clin Invest. 2009; 119: 582-94.

43. Peng Z, Fernández P, Wilder T, Yee H, Chiriboga L, Chan ES, *et al.* Ecto-5'-nucleotidase (CD73) -mediated extracellular adenosine production plays a critical role in hepatic fibrosis. FASEB J. 2008; 22: 2263-72.

44. Stenberg D. Neuroanatomy and neurochemistry of sleep. Cell Mol Life Sci. 2007; 64: 1187-204.

45. Bernini JC, Fort DW, Griener JC, Kane BJ, Chappell WB, Kamen BA. Aminophylline for methotrexate-induced neurotoxicity. Lancet. 1995; 345 (8949): 544-7.
46. Genestier L, Paillot R, Fournel S, Ferraro C, Miossec P, Revillard JP. Immunosuppressive properties of methotrexate: apoptosis and clonal deletion of activated peripheral T cells. J Clin Invest. 1998; 102: 322-8.
47. Mirabet M, Herrera C, Cordero OJ, Mallol J, Lluis C, Franco R. Expression of A2B adenosine receptors in human lymphocytes: their role in T cell activation. J Cell Sci. 1999; 112(Pt 4): 491-502.
48. Sigmundsdottir H, Johnston A, Gudjonsson JE, Bjarnason B, Valdimarsson H. Methotrexate markedly reduces the expression of vascular E-selectin, cutaneous lymphocyte-associated antigen and the numbers of mononuclear leucocytes in psoriatic skin. Exp Dermatol. 2004; 13: 426-34.
49. Johnston A, Gudjonsson JE, Sigmundsdottir H, Ludviksson BR, Valdimarsson H. The anti-inflammatory action of methotrexate is not mediated by lymphocyte apoptosis, but by the suppression of activation and adhesion molecules. Clin Immunol. 2005; 114: 154-63.
50. Torres-Álvarez B, Castanedo-Cazares JP, Fuentes-Ahumada C, Moncada B. The effect of methotrexate on the expression of cell adhesion molecules and activation molecule CD69 in psoriasis. J Eur Acad Dermatol Venereol. 2007; 21: 334-9.

Capítulo 2

Tratamiento de la psoriasis

G. Carretero Hernández, L. Dehesa García, P. Valerón Almazán

**Servicio de Dermatología
Hospital Universitario de Gran Canaria
Dr. Negrín
Las Palmas de Gran Canaria**

Dirección para correspondencia
Dr. Gregorio Carretero Hernández
gcarher@gobiernodecanarias.org

Introducción

La psoriasis es una enfermedad inflamatoria sistémica, de predisposición genética y origen multifactorial, con gran repercusión negativa en la calidad de vida de los pacientes, y afecta al 1-2 % de la población mundial. En España se ha estimado, según el único estudio realizado hasta 2012, que tiene una prevalencia del 1,17-1,43 % de la población española.[1] A pesar de la multitud de opciones terapéuticas disponibles y de los numerosos avances en el tratamiento desarrollados durante la década

de 2000, ningún agente se muestra eficaz de forma constante, por lo que el tratamiento debe ser individualizado según las características clínicas, el estilo de vida y las comorbilidades del paciente. El metotrexato se utilizó por primera vez en el tratamiento de la psoriasis en 1958[2] y, en 2012, todavía constituye una buena alternativa terapéutica, debido a la gran experiencia clínica acumulada y a su bajo costo.

El metotrexato está indicado en adultos como tratamiento sistémico en la psoriasis en placas moderada-grave, la psoriasis palmoplantar, la eritrodermia psoriásica, la psoriasis ungueal, la psoriasis pustulosa generalizada y, muy especialmente, en la artritis psoriásica. La Food and Drug Administration (FDA) también ha aprobado el uso del metotrexato en niños para la artritis reumatoide. El uso tradicional del metotrexato en la psoriasis ha sido en monoterapia, especialmente cuando se acompaña de artritis, aunque ha adquirido un renovado protagonismo con el advenimiento de nuevos fármacos y enfoques estratégicos en el manejo de la enfermedad, al ser utilizado de forma combinada con otros medicamentos antipsoriásicos, con el fin de impedir la formación de anticuerpos inhibidores anti-TNF que reduzcan la eficacia de estos fármacos.[3,4]

1 Posología y vía de administración

El metotrexato se encuentra disponible en comprimidos de 2,5 mg para toma oral y en jeringas precargadas de entre 7,5 y 30 mg, a intervalos de 2,5 y/o 5 mg, para administración parenteral. También existen viales de 50 mg para su administración intramuscular que pueden emplearse de forma fraccionada o parcial, si bien hay que tener en cuenta que, al ser el metotrexato un citostático, dichos viales plantean problemas de manipulación y desecho.

Han sido varios los intentos históricos para determinar la dosificación eficaz del metotrexato en psoriasis (dosis bisemanales de 50-75 mg por vía parenteral, dosis mínimas diarias de 0,5-0,6 mg en intervalos de cuatro a seis horas durante diez días seguidos al mes o incluso se ha valorado la aplicación tópica directa en las placas de psoriasis),[5] si bien se ha consolidado la recomendación de su administración en pauta semanal en dosis

única,[6] o repartida en tres dosis cada doce horas en un periodo de veinticuatro horas (régimen de Weinstein).[7] Dicha pauta persigue obtener la máxima eficacia del fármaco y reducir la toxicidad y los efectos adversos asociados (principalmente, gastrointestinales); sin embargo, no existen claras evidencias de que este régimen sea mejor tolerado que la dosis única. En el último año se ha demostrado, en uno de los pocos ensayos diseñado para valorar la dosificación semanal frente a la diaria, la conveniencia de seguir aconsejando la primera de estas, al comprobar que la toxicidad es menor que cuando se administra diariamente.[8]

El rango terapéutico del metotrexato en psoriasis varía, según ficha terapéutica, de 7,5 a 30 mg, si bien existe evidencia de que el aumento escalonado de dosis por encima de los 20 mg no suele conseguir mayor beneficio terapéutico[9] y, sin embargo, se produce una mayor toxicidad, por lo que se aconseja no sobrepasar la dosis de 25 mg/sem.[10]

Por lo general, la toma oral del metotrexato es la vía más frecuente de administración,[10] si bien se puede recurrir a su administración subcutánea para reducir los efectos gastrointestinales y aumentar la eficacia terapéutica, aunque esto solo se ha podido comprobar en pacientes con artritis reumatoide[11] y se carece de estudios en psoriasis. No obstante, en pacientes con psoriasis extensa o grave, caso en el que se debe valorar la necesidad de iniciar el tratamiento con dosis medias altas de metotrexato (15-20 mg/sem) con el fin de alcanzar el objetivo terapéutico en un tiempo razonable, la vía subcutánea puede ser de elección. En estos casos, la ventaja de la mejora de la biodisponibilidad del fármaco (se evita la saturación del transporte gastrointestinal que aparece a dosis orales altas) y de la evitación de efectos gastrointestinales (más probables cuanto mayor es la dosis oral) puede ser doble en la estrategia terapéutica en psoriasis: puede evitar, por una parte, el cambio prematuro a otro fármaco en ocasiones (por supuesta falta de eficacia del metotrexato) y, por otra, la dilación de la elección de un inmunosupresor selectivo (biológico). La vía subcutánea aparece así como otra posible elección terapéutica *per se* cuando se descarta la vía oral, sin tener que cambiar de principio activo.

2 Ajuste de dosis

Además de que no se dispone de estudios diseñados para orientar la dosis óptima teórica, hemos de contar con que el metotrexato no se ajusta por peso y con que la respuesta clínica al metotrexato es dependiente de la dosis utilizada. Por tanto, la elección y las modificaciones de la dosis de metotrexato se realizan por criterio clínico y varían en cada caso, en función del objetivo terapéutico inicial, de la respuesta terapéutica, de la presencia de comorbilidades o alteraciones de función renal del paciente, o de la aparición de acontecimientos adversos, asociada a la toxicidad orgánica intrínseca del metotrexato. Las modificaciones de la dosis pueden realizarse al alza (en caso de falta de respuesta clínica) o a la baja (si al utilizar combinaciones con otros fármacos se pueden asociar efectos adversos similares a los del metotrexato, o si aparecen acontecimientos adversos directamente relacionados con el metotrexato). También se revisan a la baja si se consigue mantener buena respuesta clínica, es decir, a la dosis mínima eficaz. En los casos en que se hubiera elegido la vía oral y no se consiguiera la respuesta terapéutica deseada, se podría optar por subir la dosis hasta el rango superior o, preferiblemente, elegir la vía subcutánea, dada la mayor pro-

babilidad de evitar efectos adversos, de mejorar la biodisponibilidad del fármaco y, sobre la base de estudios en artritis, de mejorar la eficacia terapéutica.[11]

Para evitar reacciones de hipersensibilidad al metotrexato, se ha sugerido tradicionalmente la conveniencia de utilizar una dosis de prueba inicial e incrementarla de manera paulatina según la respuesta terapéutica obtenida y la ausencia de toxicidad; no obstante, no parece tener mucho sentido mantener una actitud rígida ante esta opción, por carecer de evidencia que la respalde.[5] En su lugar, se puede realizar un periodo inicial de inducción o búsqueda de dosis eficaz a lo largo de las dos a cuatro semanas siguientes al inicio del tratamiento; o bien, una vez que se ha conseguido una respuesta terapéutica buena y estable, con cumplimiento total del objetivo terapéutico, se puede reducir a una dosis mínima eficaz. Ambas actitudes persiguen evitar efectos adversos, utilizar la dosis mínima necesaria de fármaco y alargar así su utilidad terapéutica, dado que el acúmulo de dosis total de metotrexato en el tiempo se utiliza como uno de los criterios de suspensión de este para prevenir la hepatotoxicidad a la que se asocia por su uso crónico.

3 Eficacia en la psoriasis

El efecto terapéutico del metotrexato suele aparecer de forma lenta y progresiva entre cuatro y ocho semanas después del inicio del tratamiento. No se dispone de ensayos clínicos de valoración de la eficacia del metotrexato en monoterapia para la psoriasis, y los datos de que disponemos hacen referencia a ensayos en los que se ha comparado el metotrexato a dosis variables con otros fármacos.

La mayoría de los estudios que han evaluado la eficacia del metotrexato en el tratamiento de la psoriasis fueron realizados en las décadas de 1960 y 1970, por lo que carecen de los rigurosos criterios metodológicos aplicados en el siglo xxi.[12] Sin embargo, tres estudios han evaluado la eficacia del metotrexato en monoterapia, comparada con otros fármacos antipsoriásicos sistémicos.

Un ensayo clínico en ochenta y ocho pacientes con psoriasis moderada-severa, en el que se evaluaba la eficacia del metotrexato con respecto a la ciclosporina, ambos en monoterapia, alcanzó un grado de evidencia A2.[13] El 71 % de los pacientes en el grupo de la ciclosporina y el 60 % en el grupo del metotrexato alcanzaron el Psoriasis Area and Severity Index (PASI) 75 en la semana 12. Además, el 40 % del grupo del metotrexato alcanzó el PASI 90 comparado con el 33 % en el grupo de la ciclosporina. Sin embargo, es importante resaltar que cerca del 30 % de los pacientes en el grupo del metotrexato abandonaron el estudio por efectos adversos (principalmente, por elevación de enzimas hepáticos), si bien no se utilizó suplemento de acido fólico en estos pacientes.

Un estudio similar en el que se comparó la eficacia del metotrexato con la de la ciclosporina en ochenta y cuatro pacientes demostró una reducción media del PASI basal del 72 % en el grupo de la ciclosporina y del 58 % en el del metotrexato.[14] No obstante, un número mayor de pacientes tuvo que abandonar el estudio en el grupo de la ciclosporina debido a efectos adversos.

Un ensayo clínico doble ciego aleatorizado en doscientos cincuenta pacientes con psoriasis moderada-severa ha comparado la eficacia del metotrexato con la de adalimumab y un grupo control con placebo.[9] El resultado ha sido estadísticamente significativo a favor del fármaco biológico. El PASI 75 a la semana 16 se alcanzó en el 19, 38 y 80 % en el grupo placebo, metotrexato y adalimumab, respectivamente. En la tabla 1 se resumen los datos disponibles de eficacia del metotrexato.

Aunque parece incuestionable la superioridad en cuanto a la eficacia de los fármacos biológicos sobre el metotrexato en el tratamiento de la psoriasis moderada-severa, la combinación del metotrexato con otras terapias sistémicas y, particularmente, con las nuevas terapias biológicas representa una alternativa interesante y permite optimizar la respuesta terapéutica sin aumentar significativamente la toxicidad de estos fármacos. Por otro lado, teniendo en cuenta el elevado coste de las nuevas terapias biológicas para el tratamiento de la psoriasis, el metotrexato continúa siendo una buena opción terapéutica al utilizarse como primera opción en la práctica clínica habitual mundial.

Dosis progresivas	PASI 75 (%)	PASI 90 (%)
7,5-15 mg/sem a la semana 18[13]	25	11
15-22,5 mg/sem a las semanas 17, 19 y 20[8,12,15]	60	40

PASI: Psoriasis Activity Skin Index.

Tabla 1. Eficacia del metotrexato en la psoriasis (PASI a las doce semanas).

4 Combinaciones

La consideración de combinar el metotrexato con algún otro fármaco en psoriasis se plantea, principalmente, cuando no se consigue la respuesta terapéutica adecuada, como estrategia de rescate transitorio ante la fluctuación de respuesta con otro fármaco –con el fin de mantener la eficacia conseguida–, o con la intención de reducir los riesgos de toxicidad asociada y permitir la continuación del tratamiento.

Cuando el objetivo terapéutico que se plantea es el de mantener la eficacia y reducir los riesgos de toxicidad asociada, la combinación del metotrexato con otras terapias o fármacos antipsoriásicos se ha manifestado de gran utilidad. Varios estudios han demostrado la eficacia y la seguridad del metotrexato en combinación con otros agentes sistémicos y fototerapia.

Se ha demostrado la superioridad (estadísticamente significativa) de la combinación con ciclosporina al placebo y al metotrexato en monoterapia en un estudio con setenta y dos pacientes con artritis psoriásica,[16] que alcanzaron una mejoría significativa tanto del PASI como de la artritis. Esta combinación permite reducir la dosis y la toxicidad de ambos medicamentos, con gran efectividad,[17,18] si bien hay que tener en cuenta que aumenta el riesgo de inmunosupresión.

Un estudio en veinticuatro pacientes con psoriasis moderada-severa ha puesto de manifiesto la eficacia del metotrexato en combinación con fototerapia (ultravioleta B de banda estrecha [UVBbe]).[19] Con la adición del metotrexato al régimen estándar con UVBbe, el 91 % de los pacientes alcanzaron el PASI 90 a las veinticuatro semanas, en comparación con el 38 % en el grupo que solamente recibió fototerapia. De forma similar, otro estudio en el que se comparaba la combinación del metotrexato y la fotoquimioterapia (en inglés, PUVA) con ambos tratamientos en monoterapia objetivó un aclaramiento más rápido en los pacientes tratados con la terapia combinada.[20] La combinación de metotrexato con fototerapia no se recomienda, habitualmente, por el riesgo de fototoxicidad y el consiguiente mayor riesgo potencial de desarrollar cáncer cutáneo (no melanoma).

La utilización conjunta con retinoides sistémicos (acitretina o etretinato) también ha sido tratada en estudios pequeños no aleatorizados (casos aislados o series de casos) y ha mostrado alta eficacia, aunque esta combinación no se recomienda, habitualmente, por el mayor riesgo de hepatotoxicidad.[21,22]

Con todo, donde quizá más se ha resaltado la utilidad del metotrexato en combinación ha sido en la introducción de los fármacos biológicos para el tratamiento de la psoriasis. En este contexto, el metotrexato puede ser indicado como medicamento de rescate en pacientes tratados con fármacos biológicos antipsoriásicos que presentan pérdida de eficacia o fenómeno de rebote. La utilización de dosis bajas de metotrexato es especialmente útil asociada a infliximab, al impedir o reducir el desarrollo de anticuerpos inhibidores anti-TNF y al mantener, así, la eficacia del fármaco.[3,4] Algunos estudios abiertos también han sugerido la optimización de la respuesta clínica mediante la combinación de dosis bajas de metotrexato con etanercept[23,24] o adalimumab.[25]

5 Toxicidad y efectos secundarios

La eficacia del metotrexato en la psoriasis moderada-grave está fuera de toda duda; sin embargo, hay que tener presente que aproximadamente un 30 % de los pacientes tratados con este medicamento experimentarán algún tipo de toxicidad. Esta suele ser leve- -moderada en la mayoría de los casos, si bien puede llegar a resultar letal en un porcentaje reducido de pacientes, con una tasa de mortalidad cifrada en 1,2 por 100.000 pacientes tratados.[26] La toxicidad por metotrexato depende de la concentración extracelular del fármaco (dosis) y del tiempo de exposición a este (duración del tratamiento). La mayoría de las reacciones adversas relacionadas con el uso del metotrexato a dosis bajas semanales para el tratamiento de la psoriasis son leves (principalmente, gastrointestinales y mucocutáneas), y las más graves (hematológicas, hepáticas y pulmonares) son infrecuentes, con una mortalidad asociada decreciente en este orden,[27] y a menudo asociadas a factores predisponentes anteriores (véase el capítulo 1).

En nuestra experiencia, las únicas reacciones inesperadas encontradas con el uso del metotrexato en la psoriasis son la erosión de las placas de psoriasis tras las primeras tomas del medicamento (¿de hipersensibilidad?), que en absoluto constituyen una reacción grave, cuya única peculiaridad consiste en reconocer este fenómeno para no interpretar una falta de respuesta al metotrexato y subir la dosis tentativamente.

6   Selección de los pacientes y manejo clínico

La indicación de tratamiento con metotrexato ha de ser individualizada para conseguir el mayor beneficio terapéutico con el menor riesgo de toxicidad posible.[28] Debe iniciarse con una historia detallada y un examen físico del paciente que valoren el tipo de psoriasis, la gravedad (PASI/BSA/PGA/DLQI)[28,29] y el tiempo de evolución; la presencia o no de artritis; la respuesta a medicamentos anteriores; la presencia de comorbilidades o contraindicaciones (relativas o absolutas) al metotrexato, y el uso de medicamentos concomitantes que puedan producir interacciones.

Antes de iniciar el tratamiento deben solicitarse un hemograma completo, pruebas de función hepática y renal, bioquímica y, si procede, prueba de embarazo y serología de virus (hepatitis B y C, VIH). Algunos expertos recomiendan también la realización de Mantoux (y *booster* o *Interferon-Gamma Release Assays* [IGRA], si procede) o QuantiFERON®-TB Gold y radiografía de tórax para descartar la presencia de tuberculosis latente en pacientes de alto riesgo, aunque esta última recomendación no es aceptada de forma universal. En nuestra opinión, debe realizarse en el contexto de la valoración unificada de un paciente con psoriasis con indicación de tratamiento sistémico (clásico o biológico).[28]

Como en cualquier otra medicación sistémica, se requieren la cooperación y el compromiso del paciente para el seguimiento de la terapia, por lo que hay que mantener contacto presencial en la consulta de forma periódica con controles analíticos. El seguimiento protocolizado puede ser modificado en función de los riesgos asociados o de la alteración de pruebas anteriores.

Tras el inicio del tratamiento con metotrexato, se debe establecer un protocolo de seguimiento periódico, previamente valorado y diseñado para este fármaco. En las primeras semanas se debe hacer una valoración de las dos toxicidades del metotrexato más relevantes por su frecuencia: la hematológica y la hepática. Bastará con realizar para ello un hemograma y una bioquímica hepática a las dos, cuatro y doce semanas. Posteriormente, según la respuesta terapéutica obtenida y los datos analíticos anteriores, se puede hacer un seguimiento de control clínico y analítico con una periodicidad de tres a seis meses según cada caso y el criterio del prescriptor, o en función del consejo de las diversas guías y directrices publicadas.[28-30]

En casos que así lo requieran, por coexistencia de riesgos asociados o alteraciones analíticas basales, puede ser necesario hacer determinaciones periódicas más frecuentes hasta su control o normalización. Asimismo, debe asegurarse la anticoncepción, tanto femenina como masculina, en el transcurso del tratamiento. En la tabla 2 se resumen los parámetros que deben ser incluidos en el cribado de salud basal.

Con objeto de evitar toxicidades y prolongar el uso del metotrexato en el tiempo, es recomendable, una vez alcanzado el objetivo terapéutico, ajustar la dosis a la mínima eficaz para mantener el blanqueamiento alcanzado. Por otra parte, se debe suspender o modificar el uso del metotrexato en caso de aparición de efectos adversos graves o intolerancia, fracaso terapéutico o respuesta insuficiente respecto al objetivo terapéutico marcado al inicio del tratamiento. La aparición de nuevas situaciones o comorbilidades en el paciente que desequilibren el riesgo-beneficio del uso del medicamento es otra indicación para la suspensión del metotrexato.

7 Conclusiones

El metotrexato fue el primer fármaco de uso sistémico aprobado para el tratamiento de la psoriasis. La amplia experiencia clínica de más de cincuenta años ha demostrado su eficacia, seguridad y comodidad al utilizarlo a dosis bajas semanales por vía oral o parenteral para el tratamiento de la psoriasis. Es especialmente útil para tratamiento a medio plazo, ya que el metotrexato es un medicamento de actuación lenta que requiere varias semanas para alcanzar la respuesta clínica. Su uso como tra-

Historia clínica

- Tipo de psoriasis
- Perfil evolutivo
- Artritis/artralgias
- Respuesta a tratamientos anteriores
- Contraindicaciones/riesgos

Estudios basales

- Valoración física y dermatológica
- Hemograma
- Función renal y hepática
- Infecciones virales
- PPD (Mantoux)
- Rx tórax
- Evitar/descartar concepción

Estudios de seguimiento

- Revaloración física y dermatológica
- Hemograma
- Función renal
- Función hepática:

  - Hepatotoxicidad:

    - Factores de riesgo
    - 3-5/4 g acumulados
    - Enzimas hepáticos
    - PIIINP
    - Biopsia: no de rutina

- Proteinograma
- Despistaje TBC
- Niveles:

  - Acido fólico (opcional)
  - PIIINP (según disponibilidad)
  - Metotrexato (opcional)

Línea de contacto fácil y directa con la consulta de enfermería dermatológica

PIIINP: péptido aminoterminal de protocolágeno III; PPD: derivado proteico purificado; TBC: tuberculosis.

Tabla 2. Cribado de pacientes candidatos a tratamiento con metotrexato.

Indicaciones	• Artritis psoriásica • Psoriasis en placas (vulgar) • Eritrodermia psoriásica • Psoriasis palmoplantar • Psoriasis pustulosa	• Psoriasis ungueal • Pérdida de eficacia de otros sistémicos • Pérdida de eficacia de UVB/PUVA • + anti-TNF
Contraindicaciones	• Embarazo: categoría X teratogenicidad (mujeres y hombres) • Anemia, leucopenia, trombocitopenia • Alcoholismo, hepatopatía	
Eficacia	• PASI 75 (12 sem): 25-60 (dosis de 7,5 a 22,5 mg/sem) • PASI 90 (12 sem): 11-40 (dosis de 7,5 a 22,5 mg/sem)	
Dosificación	• 7,5 a 25 mg/sem (oral o subcutánea)/12 h (en uno o dos días consecutivos) • Dosis terapéutica inicial: 7,5-15 mg (modificación según efectos) • Ajustar dosis a la mínima eficaz	
Dosis de prueba	• Paciente nuevo: 50% de la dosis estándar (no exigible de forma rutinaria) • Repetidor: no exigible, salvo en situaciones de sospecha o riesgo de toxicidad o en pacientes de edad avanzada (50% de la dosis estándar) • Siempre valorar clínica y hematológicamente al paciente a las 1-2 semanas del inicio del tratamiento, independientemente de la dosis de inicio usada • Valorar hemograma y transaminasas	
Aporte de ácido fólico	• Asociar al menos 5 mg de ácido fólico 1 d/sem (24-48 h después del metotrexato) • Valorar individualmente la pauta o aporte diario en casos de déficit de folatos	
Toxicidad grave	• Depresión médula ósea • Toxicidad hepática • Neumonía intersticial	
Toxicidad leve	• Cefalea, náuseas, vómitos, anorexia • Mucositis, fotosensibilidad, erosión de placas de psoriasis	

Continúa

Continuación

Precaución especial	• Error de dosificación/error de toma • Riesgo hepático: enolismo, medicamentos con hepatotoxicidad • Hipoalbuminemia • Insuficiencia renal • Edad avanzada • Evitar gestación femenina y concepción masculina
Estrategias	• Rotación / Secuenciación / Intermitencia • Combinación
Combinaciones	• Metotrexato + UVBbe • Metotrexato + ciclosporina • Metotrexato + acitretina • Metotrexato + anti-TNF
Rotación/cambio	• Por efectos adversos o intolerancia • Dosis total acumulada de 2,5 a 4 g (según riesgos asociados) • Falta de eficacia (objetivo terapéutico a las 12 semanas) • Consecución del objetivo terapéutico (ajustar dosis o estrategia)
Cribado y seguimiento	• Examen físico y anamnesis basal • Despistaje de contraindicaciones/comorbilidades basal y periódico • Comprobar listado de medicamentos que tome el paciente • Mantoux basal y anual • Rx tórax (basal) • Serología VHB y VHC (a criterio, VIH) • Primera valoración a las 1-2 semanas (hemograma y transaminasas) • Analítica basal y secuencial protocolizada

Tabla 3. Resumen del manejo aconsejado del metotrexato en psoriasis. (Tomado de Carretero G. *et al.,*[28] con autorización.)

tamiento de inducción para control rápido de la enfermedad es menos deseable.

El uso clínico está limitado por su toxicidad y efectos adversos, entre los que se incluyen especialmente mielosupresión, hepato-toxicidad y síntomas gastrointestinales, que en ocasiones pueden llegar a resultar graves e incluso fatales. Sin embargo, una adecuada selección de los pacientes mediante una historia clínica minuciosa y un seguimiento clínico exhaustivo permiten determinar el grupo de personas con menor riesgo de desarrollar efectos secundarios durante el tratamiento con metotrexato. Por otro lado, la suplementación con ácido fólico y el ajuste de dosis para conseguir la mínima eficaz contribuyen a disminuir el riesgo de toxicidad.

El importante desarrollo en terapéutica para la psoriasis ha aportado algunos agentes biológicos nuevos más eficaces para el control de esta patología. Sin embargo, el metotrexato sigue desempeñando un papel importante en este escenario, ya sea como primera elección terapéutica o como fiel aliado en estrategias de rescate o pérdida de respuesta o en asociaciones.

En la tabla 3 se resume el manejo aconsejado del metotrexato en psoriasis.

Bibliografía

1. Ferrándiz C, Bordas X, García-Patos V, Puig S, Pujol R, Smandia A. Prevalence of psoriasis in Spain (Epiderma Project: phase I). JEADV. 2001; 15: 20-3.
2. Edmundson WF, Guy WB. Treatment of psoriasis with folic acid antagonists. AMA Arch Derm. 1958; 78: 200-3.
3. Maini RN, Breedveld FC, Kalden JR, Smolen JS, Davis D, Macfarlane D, et al. Therapeutic efficacy of multiple intravenous infusion of anti-tumor necrosis factor alpha monoclonal antibody combined with low-dose weekly methotrexate in rheumatoid arthritis. Arthritis Rheum. 1998; 41: 1552-63.
4. Cermeire S, Noman M, van Assche G, Baer TF, D'Haens G, Rutgeerts P. Effectivenes of concomitant immunosuppressive therapy in suppressing the formation of antibodies to infliximab in Crohn's disease. Gut. 2007; 56: 1226-3.
5. Carretero-Hernández G. Metotrexato en psoriasis: ¿es necesaria una dosis de prueba? Actas Dermosifiliogr. 2011. doi: 10.1016/j.ad.2011.05.008.
6. Roenigk HH, Fowler-Bergfeld W, Curtis GH. Methotrexate for psoriasis in weekly oral doses. Arch Dermatol. 1969; 99: 86-93.
7. Weinstein GD, Frost Ph. Methotrexate for psoriasis. A New Therapeutic Schedule. Arch Dermatol. 1971; 103: 33-8.
8. Radmanesh M, Rafiei, B, Moosavi Z-B, Sina N. Weekly versus daily administration or oral methotexate (MTX) for generalized plaque psoriasis: a randomized controlled clinical trial. Int J Dermatol. 2011; 50: 1291-3.
9. Saurat JH, Stingl G, Dubertret L, Papp K, Langley RG, Ortonne JP, et al. Efficacy and safety results from the randomized controlled comparative study of adalimumab versus methotrexate versus placebo in patients with psoriasis (CHAMPION). Br J Dermatol. 2008; 158: 558-66.
10. Montaudié H, Sbidian S, Paul C, Maza A, Gallini A, Aractingi S, et al. Methotrexate in psoriasis: a systemic review of treatment modalities, incidence, risk factors and monitoring of liver toxicity. JEADV. 2011; 25(Suppl 2): 12-8.
11. Braun J, Kästner P, Flaxenberg P, Währisch J, Hanke P, Demary W, et al. Comparison of the clinical efficacy and safety of subcutaneous versus oral administration of methotrexate in patients with active rheumatoid arthritis: results of a six-month, multicenter, randomized, double-blind, controlled, phase IV trial. Arthritis Rheum. 2008; 58: 73-81.
12. Pathirana D, Ormerod AD, Saiag P, Smith C, Spuls PI, Nast A, et al. European S3-guidelines on the systemic treatment of psoriasis vulgaris. J Eur Acad Dermatol Venereol. 2009; 23(Suppl 2): 1-70.
13. Heydendael VM, Spuls PI, Opmeer BC, de Borgie CA, Reitsma JB, Goldschmidt WF, et al. Methotrexate versus cyclosporine in moderate-to-severe chronic plaque psoriasis. N Engl J Med. 2003; 349: 658-65.
14. Flytstrom I, Stenberg B, Svensson A. Methotrexate versus ciclosporin in psoriasis: effectiveness, quality of life and safety. A randomized controlled trial. Br J Dermatol. 2008; 158: 116-21.
15. Boehncke WH, Katsambas A, Oronne JP, Puig L. EADV preceptorship: advances in dermatology. JEADV. 2010; 24(Suppl 5): 2-24.
16. Fraser AD, van Kuijk AW, Westhovens R, Karim Z, Wakefield R, Gerards AH, et al. A randomised, double blind, placebo controlled, multicentre trial of combination therapy with methotrexate plus ciclosporin in patients with active psoriatic arthritis. Ann Rheum Dis. 2005; 64: 859-64.
17. Aydin F, Canturk T, Senturk N, Turanli AY. Methotrexate and ciclosporin combination for the treatment of severe psoriasis. Clin Exp Dermatol. 2006; 31: 520-4.
18. Clark CM, Kirby B, Morris AD, Davison S, Zaki I, Emerson R, et al. Combination treatment with methotrexate and ciclosporin for severe recalcitrant psoriasis. Br J Dermatol. 1999; 141: 279-82.
19. Asawanonda P, Nateetongrungsak Y. Methotrexate plus narrowband UVB phototherapy versus narrowband UVB phototherapy alone in the treatment of plaque-type psoriasis: a randomized, placebo-controlled study. J Am Acad Dermatol. 2006; 54: 1013-8.
20. Shehzad T, Dar NR, Zakria M. Efficacy of concomitant use of PUVA and methotrexate in disease clearance time in plaque type psoriasis. J Pak Med Assoc. 2004; 54: 453-5.
21. Lowenthal KE, Horn PJ, Kalb RE. Concurrent use of methotrexate and acitretin revisited. J Dermatolog Treat. 2008; 19: 22-6.
22. Zachariae H. Methotrexate and etretinate as concurrent therapies in the treatment of psoriasis. Arch Dermatol. 1984; 120: 155.

23. Zachariae C, Mørk NJ, Reunala T, Lorentzen H, Falk E, Karvonen SL, *et al.* The combination of etanercept and methotrexate increases the effectiveness of treatment in active psoriasis despite inadequate effect of methotrexate therapy. Acta Derm Venereol. 2008; 88(5): 495-501.

24. Driessen RJ, van de Kerkhof PC, de Jong EM. Etanercept combined with methotrexate for high-need psoriasis. Br J Dermatol. 2008; 159: 460-3.

25. Gladman DD, Mease PJ, Ritchlin CT, Choy EH, Sharp JT, Ory PA, *et al.* Adalimumab for long--term treatment of psoriatic arthritis: forty-eight week data from the adalimumab effectiveness in psoriatic arthritis trial. Arthritis Rheum. 2007; 56: 476-88.

26. Lucas J, Ntuen E, Pearce DJ, Fleischer AB, Feldman SR. Methotrexate: Understanding the risk in psoriasis patients. J Dermatolog Treat. 2009; 1: 1-3.

27. MacDonald A, Burden A.D. Noninvasive monitoring for methotrexate hepatotoxicity. Br J Dermatol. 2005; 152: 405-8.

28. Carretero G, Puig L, Dehesa L, Carrascosa JM, Ribera M, Sánchez-Regaña M, *et al.* Metotrexato: guía de uso en psoriasis. Actas Dermosifiliogr. 2010; 101: 600-13.

29. Puig L, Bordas X, Carrascosa JM, Daudén E, Ferrándiz C, Hernanz JM, *et al.* Documento de Consenso sobre la evaluación y el tratamiento de la psoriasis moderada/grave del Grupo Español de Psoriasis de la Academia Española de Dermatología y Venereología. Actas Dermosifiligr. 2009; 100: 277-86.

30. Kalb RE, Strober B, Weinstein G, Lebwohl M. Methotrexate and psoriasis: 2009 National Psoriasis Foundation Consensus Conference. J Am Acad Dermatol. 2009; 60: 824-37.

Capítulo 3

Metotrexato en otras patologías dermatológicas

J.L. Sánchez Carazo,[1] **Á. Sánchez Vicens**[2]

[1] **Servicio de Dermatología**
 Hospital General de Valencia
 Valencia

[2] **Facultat de Medicina**
 Unitat Docent Parc de Salut Mar
 Facultat de Medicina
 Universitat Autònoma de Barcelona
 Barcelona

Dirección para correspondencia
Dr. José L. Sánchez Carazo
sanchez_joscar@gva.es

Introducción

El metotrexato es un metabolito conocido como agente terapéutico desde 1948, y fue empleado por vez primera en el tratamiento de procesos malignos hematológicos (leucemias), en el coriocarcinoma y en distintos tumores malignos de estirpe epitelial, pero es utilizado ampliamente en el tratamiento de enfermedades no malignas.[1]

En dermatología se emplea de forma habitual para el tratamiento de la psoriasis, y la fecha de su primera utilización se remonta al año 1961;[2] es un fármaco de los denominados *clásicos* y se dispone de un gran conocimiento tanto de su efectividad como de sus efectos adversos.

La utilidad clínica del metotrexato es, en parte, atribuible a sus propiedades antinflamatorias, derivadas de la supresión de la activación de linfocitos T; de la disminución de la expresión de moléculas de adhesión necesarias para la migración celular inflamatoria e interacción célula-célula; de la inhibición de la liberación de citocinas proinflamatorias en monocitos y macrófagos, y de la inhibición del ciclo oxidativo de neutrófilos y monocitos.[3]

Además del uso conocido en psoriasis, en dermatología se utiliza en diferentes patologías (véase la tabla 1), aunque su empleo no está tan extendido y casi siempre se recurre a él como fármaco de segunda elección. Después de los corticoides, el metotrexato es el inmunosupresor más empleado en dermatología. En multitud de enfermedades el resultado terapéutico del metotrexato se debe tanto a su efecto antinflamatorio como al inmunosupresor.

La posología en las diversas patologías es similar a la utilizada en la psoriasis, con un rango de 7,5-25 mg/sem, y se prefiere la dosis semanal a la diaria. Respecto a los efectos secundarios y adversos, son los mismos, salvo raras excepciones dependientes de la enfermedad específica y la patología subyacente que pueda originar en algunos órganos y la repercusión específica del metotrexato sobre estos.

1   Enfermedades reumáticas

Comprende un numeroso conjunto de patologías clasificables en diferentes grupos y en la mayoría de los casos de etiología incierta. Dentro de las enfermedades reumáticas, el empleo del metotrexato está ampliamente difundido. El paradigma es la artritis reumatoide, en la que es utilizado como fármaco de elección, pero otras patologías reumáticas también son subsidiarias del tratamiento con metotrexato.

1.1   Síndrome de Reiter

Es una enfermedad reumática perteneciente al grupo de las espondiloartropatías seronegativas. Aparece en sujetos genéticamente predispuestos, portadores de antígeno leucocitario humano B27 (HLA-B27). Existen dos formas de presentación: una por contagio sexual, causada con frecuencia por *Chlamydia trachomatis,* y la forma disentérica producida por las bacterias *Salmonella spp., Shigella, Yersinia* o *Campylobacter.*

---

1. Enfermedades reumáticas:

    - Síndrome de Reiter
    - Síndrome SAPHO
    - Vasculitis necrotizante
    - Fascitis difusa

2. Trastornos de la queratinización:

    - Pitiriasis rubra pilaris
    - Pitiriasis liquenoide

3. Enfermedades autoinmunes:

    - Lupus
    - Enfermedades ampollosas
    - Dermatomiositis
    - Esclerodermia
    - Dermatitis atópica
    - Alopecia areata

4. Sarcoidosis

5. Neoplasias:

    - Queratoacantoma
    - Linfomas cutáneos

6. Miscelánea:

    - Urticaria crónica
    - Granuloma anular
    - Vitíligo

Tabla 1. Usos del metotrexato en dermatología.

La clínica es variada con síntomas genitales de uretritis o cervicitis; oftalmológicos, con conjuntivitis, queratitis y uveítis anterior; articulares, con afectación típica oligoarticular asimétrica, sobre todo de grandes articulaciones (cadera, rodilla, tobillo, etc.), y manifestaciones cutáneo-mucosas con lesiones hiperqueratósicas en las palmas y plantas y en la mucosa oral, la lengua y el glande (balanitis circinada).

Si bien el metotrexato no es terapia de primera elección, está indicado en pacientes con enfermedad grave y prolongada y su empleo a dosis bajas puede beneficiar tanto las manifestaciones articulares como las lesiones cutáneas. Existen evidencias anecdóticas que sugieren que, en pacientes con VIH, no debe ser empleado porque exacerba la enfermedad.[4]

1.2 Síndrome SAPHO

El acrónimo SAPHO designa una entidad clinicorradiológica con manifestaciones óseas, articulares y cutáneas. Así, el síndrome SAPHO (sinovitis, acné, pustulosis, hiperostosis y osteítis) fue propuesto en 1987 para describir la asociación entre desórdenes musculoesqueléticos, sobre todo hiperostosis de los huesos de la pared anterior del tórax, lesiones pustulosas palmoplantares, acné severo fulminante e hidrosadenitis supurativa. Está asociado a niveles elevados de citocinas proinflamatorias, interleucina 8 (IL-8) y factor de necrosis tumoral alfa (TNF-α) que perpetúan las manifestaciones reumáticas.[5]

El tratamiento del SAPHO es empírico y multimodal, y los medicamentos más comúnmente prescritos son antinflamatorios no esteroideos (AINE), corticoides y antibióticos. El tratamiento antimicrobiano prolongado es efectivo en determinadas situaciones (aislamiento de cepas de *Propionibacterium acnes*),[6]

pero el tratamiento de elección son los fármacos antinflamatorios no esteroideos y los fármacos modificadores de la enfermedad como el metotrexato, el cual obtiene excelentes resultados, sobre todo, en pacientes que no han respondido a AINE.[7]

1.3 Vasculitis necrotizante

Las vasculitis necrotizantes sistémicas constituyen un grupo de afecciones caracterizadas por inflamación y necrosis segmentaria de los vasos sanguíneos de distintos calibres. Entre ellas encontramos: granulomatosis de Wegener, micropoliangeitis, síndrome de Churg-Strauss, púrpura de Henoch-Schönlein, crioglobulinemia, vasculitis urticarial hipocomplementémica, síndrome de Sjögren, poliarteritis nodosa (PAN), enfermedad de Kawasaki, arteritis de células gigantes, etc.

La naturaleza heterogénea y multisistémica de estas vasculitis hace que el cuadro clínico sea variable en función de las características de cada entidad, así como de la severidad y la extensión de la enfermedad.

La inflamación vascular puede acompañarse de sintomatología general (fiebre, astenia, afectación del estado general) o del desarrollo de manifestaciones locales orgánicas dependientes del órgano afecto por la vasculitis.

Las vasculitis cutáneas son un componente importante de los síndromes vasculíticos sistémicos, y las manifestaciones clínicas más comunes son: exantema, púrpura palpable, nódulos subcutáneos, úlceras, necrosis y livedo reticularis. Estas lesiones traducen compromiso inflamatorio de arteriolas y capilares subcutáneos y de la dermis, que puede ser necrotizante o granulomatoso al examen histológico. La distribución no es constante y puede existir compromiso de extremidades, tronco o ambos.

El tratamiento habitual utiliza inmunosupresores (glucocorticoides, ciclofosfamida o azatioprina a dosis altas) y su duración es variable, en función del tipo de vasculitis y de la respuesta al tratamiento. Esta asociación ha demostrado una alta tasa de mortalidad y morbilidad, y un alto porcentaje de los pacientes (más del 50 %) sufren recaídas. En estos casos, el empleo de metotrexato como régimen de inducción, remisión o mantenimiento remplaza al clásico uso de ciclofosfamida, pero su manejo está condicionado, obligatoriamente, al control periódico de parámetros renales (sedimento urinario), como prevención o detección precoz de una recidiva o de la aparición de una nueva manifestación.[8]

En la enfermedad de Kawasaki, el empleo de gammaglobulinas intravenosas y ácido acetilsalicílico es la primera elección, pero en los casos refractarios se ha empleado metotrexato a dosis de 10 mg por superficie corporal (BSA) una vez a la semana sin uso suplementario de folato. En un estudio con diecisiete pacientes, la desaparición de la fiebre tuvo lugar a las veinticuatro horas tras la toma de metotrexato y se mantuvo hasta la desaparición de los reactantes de fase aguda (PCR); solo cuatro pacientes necesitaron más de una toma (dos o tres), no existió ningún rebrote tras la terminación del tratamiento y las bajas dosis empleadas hicieron que no apareciera ningún efecto adverso.[9]

1.4   Fascitis difusa

La fascitis eosinofílica (síndrome de Shulman) es un síndrome de origen desconocido, infrecuente, que se caracteriza clásicamente por la presencia de induración cutánea, rigidez dolorosa de los miembros, morfea localizada y sinovitis, eosinofilia en sangre periférica, hipergammaglobulinemia y elevación de la velocidad de sedimentación globular. El engrosamiento de la fascia muscular y la presencia de un infiltrado inflamatorio, constituido por linfocitos o eosinófilos, son los hallazgos anatomopatológicos distintivos. Con cambios similares a los de la esclerodermia y el edema asimétrico, es considerada a veces una variante aguda de esclerodermia localizada.

La etiología es desconocida y se ha implicado el ejercicio muy intenso o la ingestión de sustancias como L-triptófano o estatinas.[10]

El tratamiento de base incluye corticoides e inmunosupresores. Se han publicado casos aislados de buena respuesta a metotrexato a dosis de 20 mg/sem, mantenidos durante veinticinco meses.[11]

2   Trastornos de la queratinización

2.1   Pitiriasis rubra pilaris

La pitiriasis rubra pilaris (PRP) es un trastorno de la queratinización que cursa con hiperqueratosis folicular, queratodermia palmoplantar y eritrodermia. En función de la edad de aparición, la duración y evolución del proceso y las manifestaciones clínicas, la PRP se ha clasificado en cinco formas clínicas.

El tratamiento de elección son los retinoides aromáticos orales, como la acitretina, a dosis de 0,75-1 mg/kg/d, hasta la remisión clínica.

El metrotexato, a dosis semanales de 10-25 mg, también ha sido empleado con éxito. Clayton *et al.,* en un estudio retrospectivo de veinticuatro casos de PRP tratados inicialmente con retinoides orales más metotrexato a bajas dosis (5-30 mg/sem), encontraron una mejoría clínica del 25 al 75 % en diecisiete de los veinticuatro pacientes. Asimismo, destacaron que la terapia combinada era bien tolerada.[12]

Con todo, en ambos tratamientos, al tratarse de una patología que tiene tendencia a la regresión, la eficacia concreta de cada fármaco es difícil de evaluar, puesto que la remisión espontánea se cifra en el 80 % entre el año y los tres años.[13]

2.2 Pitiriasis liquenoide

De etiología desconocida, se incluyen en ella dos formas bien diferenciadas que, sin embargo, son consideradas estadios evolutivos diferentes de una misma patología: la pitiriasis liquenoide y varioliforme aguda (PLEVA) o enfermedad de Mucha-Habermann, de una duración aproximadamente menor a un año; y la pitiriasis liquenoide crónica (PLC). Existe también una forma rara febril, ulceronecrótica y grave, con signos constitucionales.

El tratamiento de las formas graves incluye el empleo de metotrexato y, en 2010, se comunicó la aparición de PLC en el transcurso de la administración con infliximab que se resolvió con el uso de metotrexato a dosis de 15 mg/sem.[14]

La variante ulceronecrótica es más frecuente en niños y jóvenes y se acompaña de manifestaciones sistémicas gastrointestinales, neurológicas, pulmonares, cardiacas, reumatológicas y hematológicas, entre otras, con un pronóstico a veces fatal. En este cuadro, la eficacia de los corticoides es muy controvertida, sin respuesta en muchos casos; sin embargo, el empleo del metotrexato ha demostrado su eficacia, ya que induce a rápidas remisiones en pacientes que no habían respondido a otras terapias.[15]

3 Enfermedades autoinmunes

3.1 Lupus

El lupus es una enfermedad autoinmune que cursa a brotes y con un espectro muy amplio de manifestaciones clínicas, que abarcan desde la afectación de múltiples órganos y sistemas (lupus sistémico [LES]) hasta la exclusiva afectación cutánea (lupus eritematoso cutáneo [LEC]).

El tratamiento del lupus depende de las manifestaciones clínicas y de la actividad de la enfermedad en cada momento. En principio, se consideran fármacos de primera línea para el LES los corticoides, los antipalúdicos y diversos inmunosupresores.

Para el LEC, la primera línea de tratamiento es el tópico, con el uso de corticoides, inhibidores de la calcineurina, fotoprotectores, etc.; pero en determinadas ocasiones el tratamiento sistémico es necesario con los mismos fármacos que en el LES.

El empleo de corticoides durante largos periodos aumenta la morbilidad de estos pacientes; por ello es importante contar con fármacos «ahorradores» de estos, aunque es difícil realizar estudios comparativos. En uno de los escasos estudios doble ciego aleatorizado en ochenta y seis pacientes con LES, el empleo de metotrexato demostró una reducción significativa en el tiempo de tratamiento con prednisona, con una disminución remarcable de la actividad de la enfermedad en pacientes con LES moderado; y fue bien tolerado (salvo en un caso de aumento de toxicidad gastrointestinal y psicológica). Además, los pacientes del grupo del metotrexato tenían mejor puntuación de salud mental con el índice SF-36.[16]

En un estudio retrospectivo con doce pacientes con diferentes tipos de LEC, tratados con dosis de 10 a 25 mg de metotrexato, diez de ellos mejoraron; en seis casos las lesiones desaparecieron totalmente, y en cinco pacientes la remisión fue duradera entre cinco y veinticuatro meses[17] (véase la figura 1).

En otro estudio con cuarenta y tres pacientes con LEC resistente a otros tratamientos,

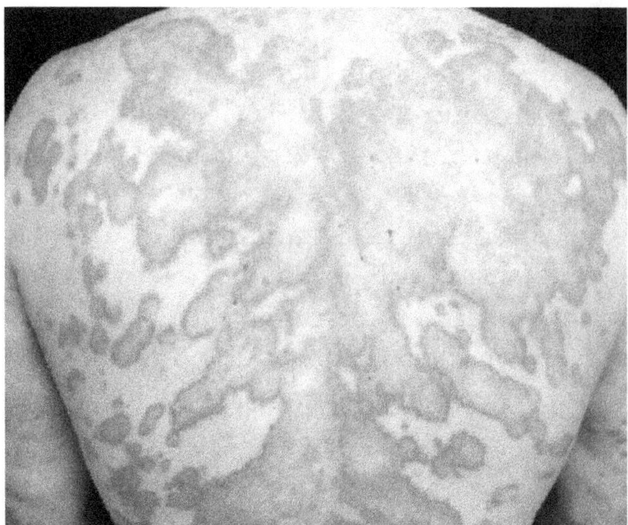

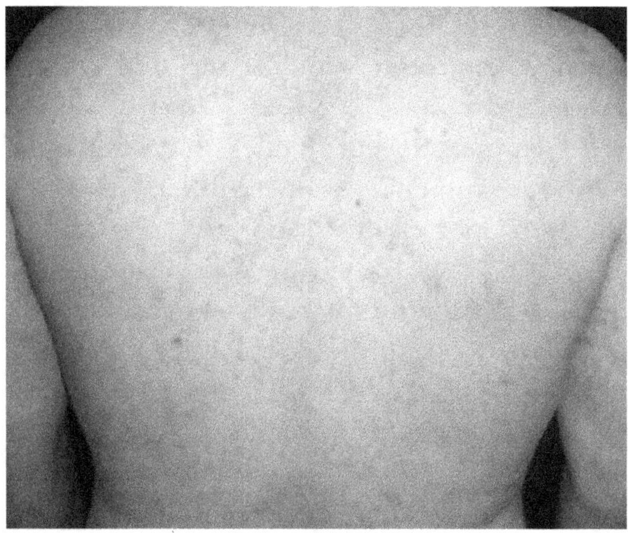

Figura 1. Lupus cutáneo tratado con metotrexato (15 mg/sem durante veinticuatro semanas), antes y después del tratamiento.

el 98 % presentó mejoría con metotrexato a bajas dosis; la mejoría fue mayor en pacientes con lupus eritematoso subagudo y lupus discoide localizado, mientras que en lupus discoide generalizado la respuesta fue menos efectiva. En una ampliación de este estudio, los pacientes recibieron metotrexato subcutáneo, y se aumentó la tolerabilidad y la apreciación de los pacientes por la comodidad posológica.[18]

El metotrexato actuaría en el LES como en otras enfermedades autoinmunes, no solo por el efecto antineoplásico ya conocido, sino también por su capacidad antinflamatoria, vía inhibición de la proliferación de los linfocitos.

3.2 Enfermedades ampollosas

Se trata de un grupo de enfermedades caracterizadas por la alteración en la cohesión entre las estructuras cutáneas, con independencia de que se expresen clínicamente como ampollas, vesículas u otro tipo de lesiones clínicas. El mecanismo etiopatogénico común es la síntesis de autoanticuerpos, dirigidos contra diferentes tipos de proteínas de unión de los queratinocitos. Las más frecuentes son pénfigo vulgar y penfigoide ampolloso, que pueden tener un pronóstico letal, aunque desde el empleo sistemático de corticosteroides la mortalidad ha prácticamente desaparecido. Sin embargo, la necesidad de emplear altas dosis de corticoides dificulta el manejo de estas patologías y aumenta su morbimortalidad.

Por ello, la introducción de inmunosupresores, como ahorradores de corticoides, se hace indispensable para un correcto manejo de estas patologías, a la vez que son potencialmente capaces de reducir la producción de autoanticuerpos.

Datos sobre ciento dieciséis pacientes con pénfigo vulgar demuestran que, tras un control inicial con altas dosis de corticoides, el metotrexato es útil en el mantenimiento y control de la enfermedad, y permite disminuir la dosis de corticoides y encontrar una mejoría clínica significativa en el 83 % de los casos. Los autores concluyen que existen al menos dos indicaciones para el empleo del metotrexato en el pénfigo: pacientes con cuadros graves corticodependientes y pacientes que desarrollan importantes complicaciones con el tratamiento corticoide.[19]

El metotrexato es más eficaz en el penfigoide ampolloso. Un análisis de sesenta y dos pacientes demostró mejoría clínica en el 95 % de los casos, así como la eficacia y seguridad del metotrexato a bajas dosis en monoterapia, ya que tras un periodo de ocho a diez meses de tratamiento existía una remisión clínica total de la enfermedad.[20]

Pero estos mismos autores destacan que el 13 % de los pacientes con pénfigo y el 4 % con penfigoide no responden al tratamiento con metotrexato, sin que existan cuadros identificativos o características de los pacientes no respondedores. También existe una mortalidad del 3,7 y del 2,5 %, respectivamente, debida al metotrexato, aunque la causa de la muerte, debida a infecciones, no puede ser totalmente atribuible al metotrexato, ya que, concomitantemente, los pacientes tomaban también corticoides.

3.3 Dermatomiositis

La dermatomiositis, sobre todo la forma juvenil, es una patología en la cual se ha estudiado bien el empleo del metotrexato. Desde la introducción de los corticoides, la mortalidad ha disminuido por debajo del 2 %, pero existen importantes morbilidades que incluyen daños permanentes a causa de su empleo prolongado.[21] Por ello, se ha estudiado el uso del metotrexato para minimizar los efectos indeseables y maximizar la eficacia. El protocolo de la Rheumatology Research Alliance Consensus Conference aconseja el empleo inicial de metilprednisolona (30 mg/kg/d), durante tres días, seguidos de prednisona/prednisolona oral y metotrexato (menos de 15 mg/m^2 o 1 mg/kg, máximo 40 mg), en administración preferiblemente subcutánea.[22]

Un estudio posterior en una cohorte de treinta y un niños demostró que el empleo del metotrexato, como primera línea de tratamiento, disminuía de veintisiete a diez meses ($p < 0,0001$) el empleo de corticoides, y reducía la dosis acumulada de estos a la mitad (7,574 mg frente a 15,152 mg; $p = 0,0006$), con una mejoría clínica similar.[23]

En comparación con la ciclosporina A, en un estudio abierto en combinación con corticoides, el empleo del metotrexato en dermatomiositis del adulto demostró la eficacia de ambos tratamientos, pero con una mejor tendencia en el grupo del metotrexato en algunos parámetros clínicos y una disminución más rápida de los niveles de creatinkinasa, lo que sugiere un mejor perfil de eficacia y seguridad que la ciclosporina.[24]

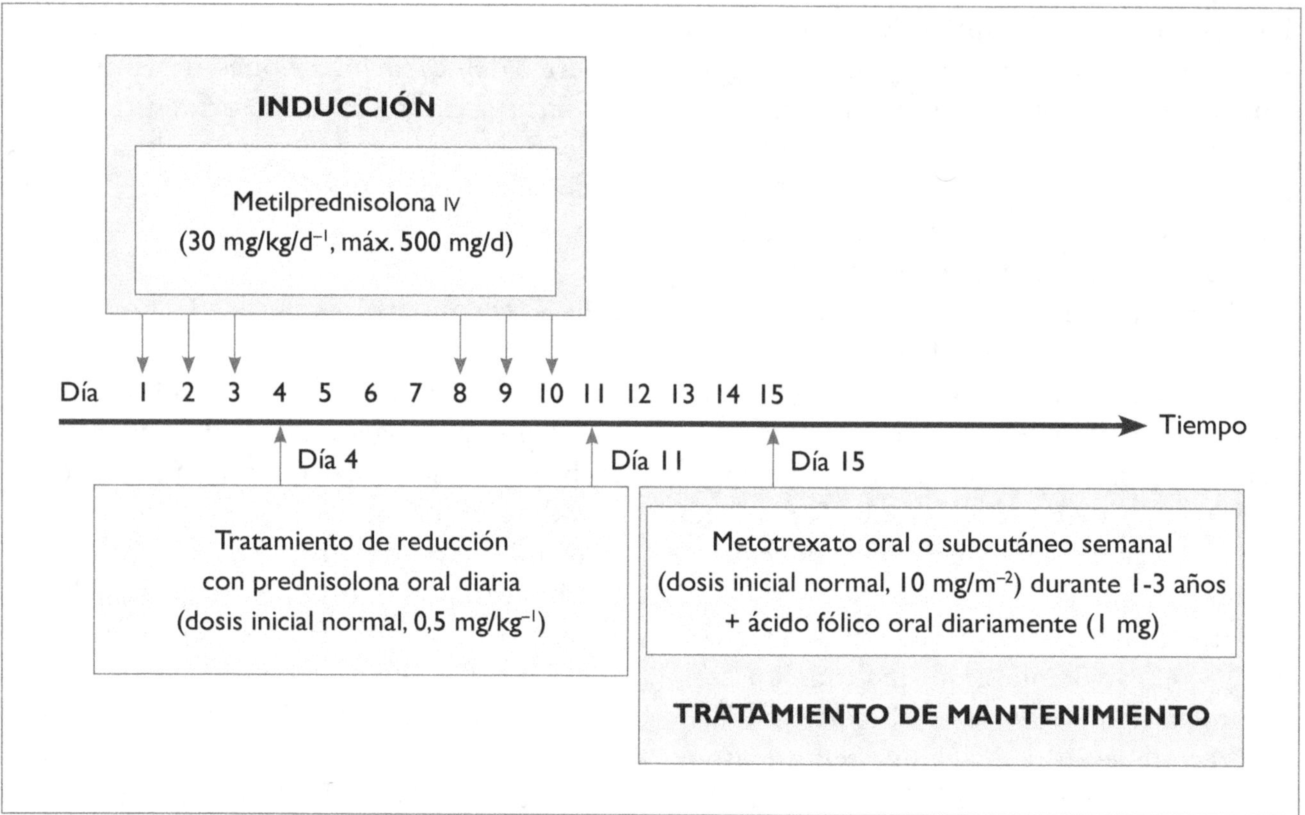

Figura 2. Esquema de tratamiento de morfea. (Tomado de Weibel et *al.*)[27]

3.4 Esclerodermia

La esclerodermia es una patología rara, desfigurante, con alteración de la funcionalidad y una gran afectación de la calidad de vida.

El metotrexato es el tratamiento de primera elección en la esclerodermia localizada juvenil. A diferencia de los dermatólogos que prefieren el inicio con tratamientos locales, los reumatólogos abogan por el tratamiento precoz, sobre todo de aquellas lesiones próximas a las articulaciones, como preventivo de futuras contracturas o deformidades. En un primer momento, el metotrexato debe ser empleado en combinación con corticoides, hasta que comiencen los efectos terapéuticos de este. La duración del tratamiento no está definida, pero algunos autores sugieren, para evitar rebrotes, que se debe mantener al menos durante cuatro años.[25]

En morfea se ha empleado, en un estudio a veinticuatro semanas, en nueve pacientes, con mejoría significativa de seis de ellos medida por el Modified Skin Score (MSS).[26]

En un estudio retrospectivo de morfea en treinta y cuatro pacientes cuyo esquema de tratamiento fue metilprednisolona en pulso, seguida de prednisona oral y terapia de mantenimiento con metotrexato (véase la figura 2), se evidenció una detención del progreso de la enfermedad en el 94 % de los casos y mejoría clínica significativa a los cinco meses, aproximadamente. La duración media del seguimiento fue de unos dos años, y en el 47 % de los casos se suprimió el tratamiento por considerar que la enfermedad estaba inactiva; no obstante, siete de ellos (44 %) tuvieron una recaída y necesitaron retratamiento. Al final del seguimiento, el 71 % no presentaba enfermedad activa.[27]

3.5 Dermatitis atópica

La dermatitis atópica (DA) es una dermatosis inflamatoria crónica que cursa por brotes. Las lesiones presentan una distribución característica en función de la edad del paciente. Etiopatogénicamente es un proceso multifactorial en el que intervienen factores intrínsecos (alteración genética, trastornos inmunológicos) y factores extrínsecos que pueden desencadenar o exacerbar el brote.

Existen series cortas de pacientes que se han beneficiado del tratamiento con metotrexato en DA, sobre todo adultos con enfermedad resistente a tratamientos convencionales o que requieren pautas prolongadas de estos.

En un estudio retrospectivo en veinte pacientes, una dosis oral semanal de metotrexato (7,5-25 mg) demostró, a los tres meses, una mejoría superior al 70 % en el 65 % de los pacientes. Otro estudio con pautas similares evidenció una efectividad con una completa remisión en un intervalo de seis a nueve pacientes después de tres meses de tratamiento.

Se ha descrito que dosis bajas (7,5 mg) controlan la enfermedad en pacientes ancianos, y, tras meses de tratamiento, la dosis semanal puede ser disminuida a 2,5 mg.

La mejoría con el metotrexato es más lenta, en general, que con la ciclosporina A; esta es efectiva a las dos semanas, mientras que con el metotrexato la mejoría comienza en un intervalo de cuatro a ocho semanas.

3.6 Alopecia areata

La alopecia areata (AA) representa un reto terapéutico, ya que en las formas universales menos del 20 % de los enfermos obtienen una repoblación pilosa.

Se ha empleado el metotrexato solo o en combinación con bajas dosis de corticoides (10-20 mg), sobre todo en pacientes que han fracasado a terapias convencionales anteriores en series pequeñas. Las dosis empleadas son superiores a las normales (20-25 mg/sem); el tiempo medio de aparición de pelo es de unos tres meses, y la mejoría (repoblación) tiene lugar en más del 50 % de los pacientes. Las recaídas focales tras la supresión del tratamiento son frecuentes[28] (véase la figura 3).

En niños, la AA se asocia a un peor pronóstico que en los adultos y afecta de manera más importante a la calidad de vida. En un estudio retrospectivo en catorce niños (de edades comprendidas entre los ocho y los dieciocho años) con una evolución media de la enfermedad de cinco a siete años, se administró metotrexato semanalmente (dosis máxima, 18,9 mg) durante una media de unos catorce meses. No se comunicaron efectos adversos, pero únicamente en cinco casos existió crecimiento de pelo (más del 50 %). Por tanto, el metotrexato en niños solo puede considerarse una alternativa en caso de AA grave que no responda a otros tratamientos.[29]

4 Sarcoidosis

La sarcoidosis es una patología multiorgánica caracterizada por la existencia de granulomas no caseificantes que afectan, en primer lugar, al pulmón y al sistema linfático; pero posteriormente (o únicamente) pueden afectar a otros órganos, entre ellos, la piel. Las manifestaciones cutáneas aparecen en un 25 % de los pacientes, y no infrecuentemente existen como única manifestación de la enfermedad.

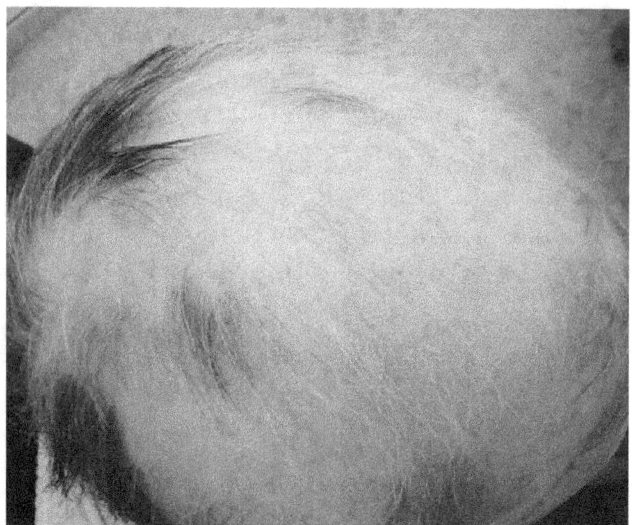

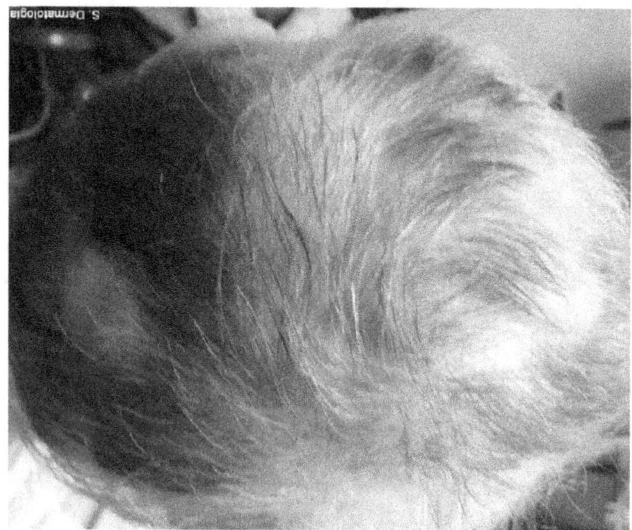

Figura 3. Alopecia areata tratada con metotrexato (15 mg/sem), antes y después de tres meses.

Dado que el metotrexato a bajas dosis actúa como antinflamatorio que inhibe la formación de granulomas, está considerado como agente de segunda línea en el tratamiento de la sarcoidosis, y se reserva a pacientes resistentes a corticoides o intolerantes a los efectos secundarios de estos.

Las dosis empleadas varían entre 10-30 mg/sem, y el periodo mínimo de tratamiento es de seis meses, hasta al menos dos años. En muchos casos, la supresión del metotrexato produce una recaída, por lo que en la sarcoidosis el efecto de este es más bien supresor que curativo.[30]

5 Neoplasias

5.1 Queratoacantoma

El queratoacantoma es un tumor generalmente solitario, de rápido crecimiento con tendencia ocasional a la involución, pero en el que se ha descrito progresión a carcinoma espinocelular. Existen múltiples opciones terapéuticas.

En el caso de pacientes que no sean subsidiarios de tratamiento quirúrgico, el metotrexato intralesional a dosis de 1 ml en una concentración de 25 mg/ml, inyectado cada dos o tres semanas con un total de entre una y cuatro sesiones, ha demostrado una resolución completa del tumor en el 83-92 % de los casos (véase la figura 4).

El metotrexato es una opción no invasora, económica, rápida, cosméticamente muy aceptable y no requiere anestesia. En caso de no respuesta, el paciente debe ser biopsiado para descartar la existencia de un carcinoma epidermoide y, si existe una insuficiencia renal grave, debe solicitarse una analítica para descartar una pancitopenia, pues existe un aclaramiento disminuido del metotrexato en estos pacientes.[31]

5.2 Linfomas cutáneos

Dentro de los linfomas cutáneos, los CD30+ son los más frecuentes, después de la micosis fungoide. Se trata de entidades con diferentes características clinicopatológicas que tienen en común la infiltración cutánea por linfocitos atípicos CD30+.

Se incluyen en este grupo el linfoma cutáneo T de célula grande CD30+ y la papulosis linfomatoide (PL), que podrían ser el espectro de una misma enfermedad de la forma anaplásica a la benigna.

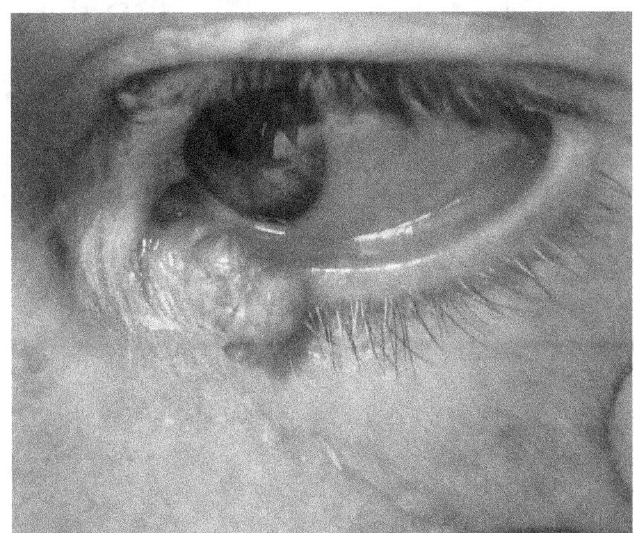

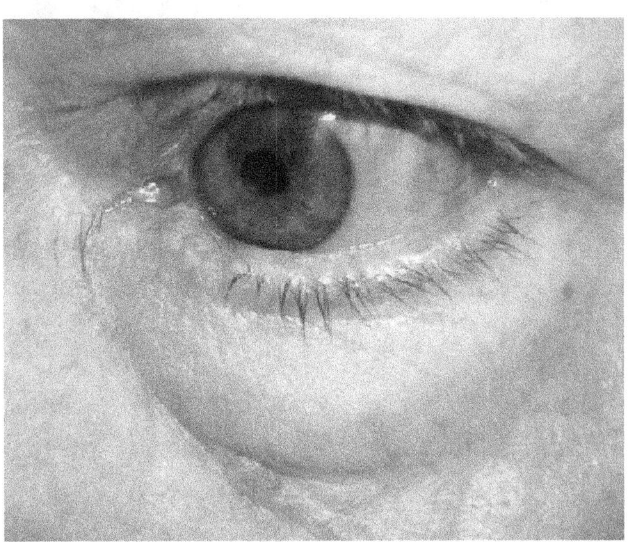

Figura 4. Queratoacantoma tratado con infiltración de metotrexato, antes y después de cuarenta y cinco días.

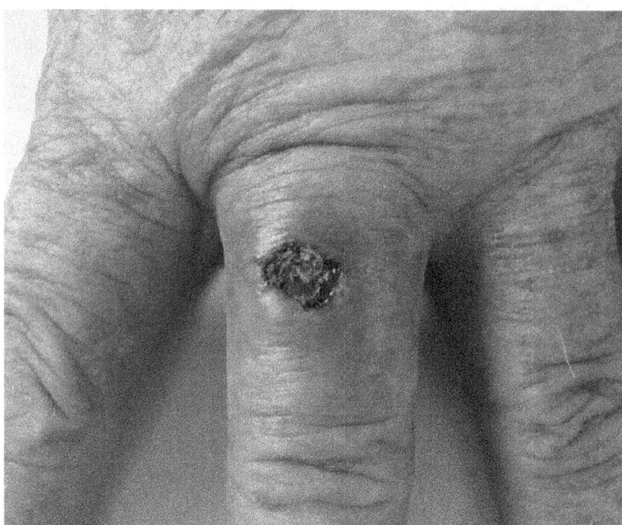

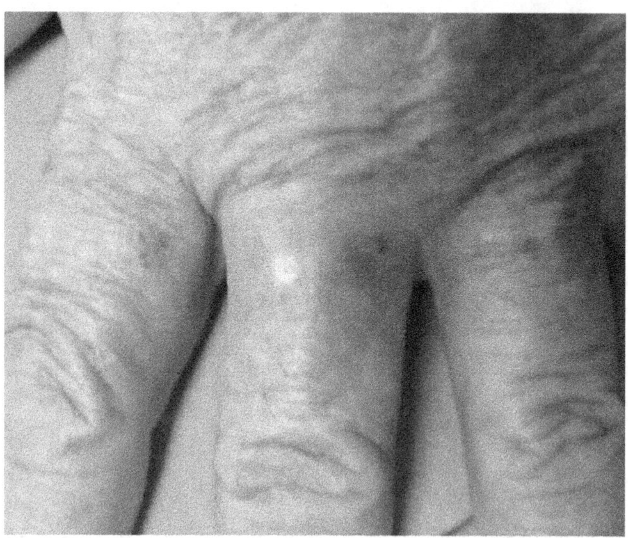

Figura 5. Papulosis linfomatoide tratada con metotrexato (15 mg/sem), antes y después de doce semanas.

El metotrexato se utiliza en la PL a dosis bajas, similares a las empleadas en la psoriasis hasta la desaparición de las lesiones; en casos de recidiva, se pueden efectuar ciclos sucesivos. Si existen pocas lesiones, la pauta intralesional también puede emplearse. En general, la PL responde extraordinariamente bien al metotrexato (véase la figura 5).

En el caso del linfoma cutáneo T de célula grande, se ha ensayado la inyección intralesional de metotrexato con excelentes resultados.

6   Miscelánea

6.1   Urticaria crónica

Es una patología frecuente en cuyo tratamiento, cuando han fracasado los antihistamínicos, se han empleados múltiples fármacos y diferentes técnicas.

Pese a que no hay estudios aleatorizados, en el estudio con mayor número de pacientes tratados con metotrexato en urticaria crónica se alcanzó una resolución completa (entre siete y ocho pacientes) en el 87 % de los casos en un plazo de cuatro a cinco meses con la pauta habitual de metotrexato (15 mg) y una respuesta más rápida que en otras patologías entre dos y cuatro semanas, con un periodo posterior libre de enfermedad de hasta un año de seguimiento.

Al parecer, dosis menores de metotrexato no tendrían eficacia.[32]

6.2　Granuloma anular

El granuloma anular (GA) es una dermatosis idiopática en la que, clínicamente, aparecen pápulas o placas anulares eritematosas e, histológicamente, existen signos inflamatorios granulomatosos, degeneración del colágeno y depósitos de mucina, y un perfil de citocinas Th1. Basándose en la eficacia del metotrexato en sarcoidosis y otros procesos granulomato-sos, también se ha empleado en casos de GA diseminados refractarios a todo tipo de tratamiento. En uno de los casos que se han comunicado, la paciente obtuvo resolución clínica total, con recidiva cuando se suspendió el tratamiento con el metotrexato.

6.3　Vitíligo

El vitíligo sigue siendo una enfermedad de causa desconocida, posiblemente inmunitaria, y altamente estigmatizante. En la forma estable, el tratamiento con corticoides y PUVA terapia se mantiene como referencia; en los casos inestables se han ensayado múltiples tratamientos. Se ha comunicado la mejoría clínica con repigmentación parcial en un paciente con dosis bajas de 7,5 mg/sem de metotrexato.

Bibliografía

1. Castel T, Estrach T, Iranzo P. Uso de los citostáticos en dermatología (I). Agentes alquilantes y antimetabolitos. Piel. 1968; 1(3): 87-93.

2. Rees RB, Bennett JH. Methotrexate versus aminopterin for psoriasis. Arch Dermatol. 1961; 83: 970-2.

3. Sigmundsdottir H, Johnston A, Gudjonsson JE, et al. Methotrexate markedly reduces the expression of vascular E-selectin, cutaneous lymphocyte-associated antigen and the numbers of mononuclear leucocytes in psoriatic skin. Exp Dermatol. 2004; 13: 426-34.

4. Keat A, Rowe I. Reiter's syndrome and associated arthritides. Rheum Dis Clin North Am. 1991; 17(1): 25-42.

5. Hurtado-Nedelec M, Chollet-Martin S, Nicaise-Roland P, Grootenboer-Mignot S, Ruimy R, Meyer O, et al. Characterization of the immune response in the Synovitis, Acne, Pustulosis, Hyperostosis, Osteitis (SAPHO) syndrome. J Rheumatol. 2008; 47: 1160-7.

6. Wagner AD, Mai U, Hammer M, Zeidler H. Long-term antibiotic therapy in patients with SAPHO. Arthritis Rheum. 1997; 40(Suppl 9): S62.

7. Hayem G, Bouchaud-Chabot A, Benali K, Roux S, Palazzo E, Silbermann-Hoffman O, et al. SAPHO syndrome: a long-term follow-up study of 120 cases. Semin Arthritis Rheum. 1999 Dec; 29(3): 159-71.

8. Reinhold-Keller E, de Groot K. Use of methotrexate in ANCA-associated vasculitides. Clin Exp Rheumatol. 2010; 28(5 Suppl 61): S178-82.

9. Lee TJ, Kim KH, Chun JK, Kim DS. Low-dose methotrexate therapy for intravenous immunoglobulin-resistant Kawasaki disease. Yonsei Med J. 2008; 49(5): 714-8.

10. Hamilton ME. Eosinophilic fasciitis associated with l-tryptophan ingestion. Ann Rheum Dis. 1991; 50: 55-6.

11. Lindsay Bischoff L, Derk CT. A eosinophilic fasciitis: demographics, disease pattern and response to treatment: report of 12 cases and review of the literature. Int J Dermatol. 2008; 47: 29-35.

12. Clayton BD, Jorizzo JL, Hitchcock MG, Fleischer AB, Williford PM, Feldman SR, et al. Adult pityriasis rubra pilaris: A 10-year case series. J Am Acad Dermatol. 1997; 36: 959-64.

13. Klein A, Landthaler M, Karrer S. Pityriasis rubra pilaris: a review of diagnosis and treatment. Am J Clin Dermatol. 2010; 11(3): 157-70.

14. López-Ferrer A, Puig L, Moreno G, Camps-Fresneda A, Palou J, Alomar A. Pityriasis lichenoides chronica induced by infliximab, with response to methotrexate. Eur J Dermatol. 2010; 20(4): 511-2.

15. Sotiriou E, Patsatsi A, Tsorova C, Lazaridou E, Sotiriadis D. Febrile ulceronecrotic Mucha-Habermann disease: a case report and review of the literature. Acta Derm Venereol. 2008; 88: 350-5.

16. Fortin PR, Abrahamowic ZA, Ferland D, Lacaille D, Smith CD, Zummer M; Canadian network for improved outcomes in systemic lupus erythematosus. Steroid-sparing effects of methotrexate in systemic lupus erythematosus: a double-Blind, randomized, placebo-controlled trial. Arthritis Rheum. 2008; 59(12): 1796-804.

17. Boehm IB, Boehm GA, Bauer R. Management of cutaneous lupus erythematosus with low-dose methotrexate: indication for modulation of inflammatory mechanisms. Rheumatol Int. 1998; 18: 59-62.

18. Kuhn A, Ruland V, Bonsmann G. Cutaneous lupus erythematosus: update of therapeutic options part II. J Am Acad Dermatol. 2011; 65(6): e195-213.

19. Gurcan HM, Razzaque A. Analysis of current data on the use of methotrexate in the treatment of pemphigus and pemphigoid. Br J Dermatol. 2009; 161: 723-31.

20. Dereure O, Bessis D, Guillot B, Guilhou JJ. Treatment of bullouspemphigoid by low-dose methotrexate associated with short term potent topical steroids: an open prospective study of 18 cases. Arch Dermatol. 2002; 138: 1255-6.

21. Huber AM, Lang B, LeBlanc CM, Birdi N, Bolaria R, Malleson P, et al. Medium and long-term functional outcomes in a multicenter cohort of children with juvenile dermatomyositis. Arthritis Rheum. 2001; 43(3): 541-9.

22. Huber AM, Giannini EH, Bowyer SL, Kim S, Lang B, Lindsley CB, et al. Protocols for the initial treatment of moderately severe juvenile dermatomyositis: results of a Children's Arthritis and Rheumatology Research Alliance Consensus Conference. Arthritis Care Res. 2010; 62(2): 219-22.

23. Ramanan AV, Campbell-Webster N, Ota S, Parker S, Tran D, Tyrrell PN, et al. The effectiveness

of treating juvenile dermatomyositis with methotrexate and aggressively tapered corticosteroids. Arthritis Rheum. 2005; 52(11): 3570-8.

24. Vencovsky J, Jarossova K, Machacek S, Studynkova J, Kafkova J, Bartunkova J, *et al.* Cyclosporine A versus methotrexate in the treatment of polymyositis and dermatomyositis. Scand J Rheumatol. 2000; 29: 95-102.

25. Arkachaisri T, Torok KS. Localized scleroderma therapy: when would be a good time to stop? [abstract]. Arthritis Rheum. 2010; 62(Suppl): S701-2.

26. Seyger MM, van den Hoogen FH, de Boo T, de Jong EM. Low-dose methotrexate in the treatment of widespread morphea. J Am Acad Dermatol. 1998; 39: 220-5.

27. Weibel L, Sampaio MC, Visentin MT, Howell KJ, Woo P, Harper JI. Evaluation of methotrexate and corticosteroids for the treatment of localized scleroderma (morphea) in children. Br J Dermatol. 2006; 155: 1013-20.

28. Joly P. The use of methotrexate alone or in combination with low doses of oral corticosteroids in the treatment of alopecia totalis or universalis. J Am Acad Dermatol. 2006; 55: 632-6.

29. Royer M, Bodemer C, Vabres P, Pajot C, Barbarot S, Paul C, *et al.* Efficacy and tolerability of methotrexate in severe childhood alopecia areata. Br J Dermatol. 2011; 165(2): 407-10.

30. Doherty CB, Rosen T. Evidence-based therapy for cutaneous sarcoidosis. Drugs. 2008; 68: 1361-83.

31. Annest NM, van Beek MJ, Arpey CJ, Whitaker DC. Intralesional methotrexate treatment for keratoacanthoma tumors: A retrospective study and review of the literatura. J Am Acad Dermatol. 2007; 56: 989-93.

32. Sagi L, Solomon M, Baum S, Lyakhovitsky A, Trau H, Barzilai A. Evidence for methotrexate as a useful treatment for steroid dependent chronic urticaria. Acta Derm Venereol. 2011; 91: 303-6.

Capítulo 4

Seguridad

G. Carretero Hernández, L. Dehesa García, J. Vilar Alejo

Servicio de Dermatología
Hospital Universitario de Gran Canaria
Dr. Negrín
Las Palmas de Gran Canaria

Dirección para correspondencia
Dr. Gregorio Carretero Hernández
gcarher@gobiernodecanarias.org

Introducción

El metotrexato es un fármaco con una toxicidad potencial muy alta, que se relaciona directamente con su actividad farmacológica intrínseca, la dosis administrada, su metabolismo y las interacciones con otros fármacos. Estos factores pueden verse alterados por la edad y el estado de salud del paciente, o por factores idiosincráticos relacionados con la farmacogenética individual. Unos son factores previsibles, otros no, por lo que la adopción de medidas de seguridad basal y continuadas a lo largo del tiempo de terapia resulta relevante y necesaria en el manejo del paciente con psoriasis tratado con este fármaco.

La prevalencia e intensidad de los efectos adversos inducidos por el metotrexato depende de la dosis, del régimen terapéutico utilizado y de los factores de riesgo subyacentes de cada paciente. Si se confirma la aparición de una reacción adversa, la medida habitual consiste en disminuir la dosis del fármaco, aunque puede requerirse su suspensión. En ocasiones, además, es preciso instaurar el tratamiento con ácido fólico. Las dos reacciones adversas más importantes, por su severidad, son la mielosupresión y la toxicidad hepática.

1 Seguridad en la indicación

La primera consideración radica en seleccionar al candidato idóneo, es decir, al paciente con menor probabilidad de sufrir acontecimientos adversos. Aunque se ha intentado algún acercamiento teórico para resolver la cuestión (análisis farmacocinético o farmacogenético), en la práctica diaria se ha de recurrir a la experiencia y a la exploración clínica.

1.1 Selección del paciente: el candidato

Una de las causas más frecuentes de intoxicación por metotrexato es la del error en la toma o dosificación, por lo que este medicamento no habría de indicarse –o bien debería hacerse de forma selectiva– en pacientes con las siguientes características o circunstancias: dificultad o limitación cognitiva, personas de edad avanzada que viven solas, pacientes con dificultad idiomática o personas con tendencias suicidas. Tampoco son buenos candidatos para el metotrexato los pacientes con vida desordenada o aquellos que trabajan en horarios cambiantes o que realizan frecuentes viajes.

En todos los casos procede entregar la pauta y las instrucciones de forma clara y por escrito, e incluso adjuntar algún folleto informativo respecto a su correcto uso, almacenaje y desecho, tal como aconsejan diversos organismos oficiales.[1,2]

En pacientes ancianos debe tenerse en cuenta que la toxicidad asociada al metotrexato puede aparecer con dosis menores, debido a su deterioro orgánico funcional (especialmente, la función renal) y al mayor riesgo de dosificación errónea.

El uso del metotrexato para la psoriasis en niños no tiene indicación oficial, si bien se dispone de alguna experiencia publicada.[3,4] En general, dosis bajas semanales de metotrexato se toleran bien en la edad infantil. El protocolo de cribado y seguimiento es similar al utilizado en adultos.

1.2 Exclusión de comorbilidades y contraindicaciones

El siguiente paso en importancia previo a la consideración del uso de metotrexato en un paciente psoriásico consiste en analizar escrupulosamente las contraindicaciones y precauciones especiales de uso de este fármaco. Para ello debe hacerse un cribado de salud basal protocolizado (véase el capítulo 2) en el que se analicen y se determinen paso a paso las situaciones y morbilidades conocidas que pueden aumentar su riesgo de toxicidad y que se han publicado en diversas revisiones y guías de uso del metotrexato.[5] En la tabla 1 se resumen las contraindicaciones de uso de este fármaco.

Conviene resaltar la importancia de hacer una exclusión metódica de las contraindicaciones relativas, pues, con frecuencia, su inadvertencia o insuficiente ponderación son la fuente de toxicidades que aparecen *a posteriori* con el tratamiento del metotrexato. Las contraindicaciones absolutas suelen ser obvias y evidentes, por lo que no se subestiman.

El metotrexato se elimina sin modificar por el riñón en su práctica totalidad (90 %), por lo que la edad avanzada debe ser un limitante de su indicación o de la dosis utilizada, puesto que la función renal se ve fisiológicamente

Relativas

- Insuficiencia renal (ajustar dosis)[a]
- Alteración persistente de enzimas hepáticos[b]
- Hepatitis activa o recurrente[b]
- Cirrosis[b]
- Consumo excesivo de alcohol[a,b]
- Interacción medicamentosa[a,b]
- Medicación organotóxica concomitante[a,b]
- Infecciones activas (especialmente crónicas, como TBC o VIH)
- Inmunosupresión o inmunosupresores (excepto biológicos)
- Evitar embarazo y fertilidad (durante el tratamiento; y, al suspenderlo, al menos tres meses en varones y un ciclo ovulatorio en mujeres)
- Vacunación reciente con agentes vivos
- Úlcera gástrica activa
- Obesidad (índice de masa corporal > 30)[b]
- Diabetes mellitus[b]
- Hiperlipidemia[b]
- Hipoalbuminemia[a]
- Carencia/falta de aporte de ácido fólico[a,b]
- Paciente no colaborador/no cumplidor[a]
- Edad avanzada[a]

Absolutas

- Embarazo o lactancia/concepción en el varón
- Anemia, leucopenia o trombocitopenia importante
- Alcoholismo
- Úlcera péptica aguda
- Insuficiencia respiratoria importante
- Inmunodeficiencia

[a] Factores asociados a toxicidad hematológica.
[b] Factores asociados a toxicidad hepática.

Tabla 1. Contraindicaciones de uso del metotrexato.

reducida con el paso del tiempo. En pacientes de mayor edad o en aquellos con deterioro de la función renal se deben usar las dosis más bajas de su rango terapéutico, al inicio y en el mantenimiento.

El metotrexato es abortivo y teratógeno, con un patrón específico de teratogenicidad (categoría X de la Food and Drug Administration [FDA]), por lo que está contraindicado en las embarazadas. Tampoco debe usarse en periodo de lactancia por las potenciales alteraciones óseas, cardiacas y neurológicas que puede producir en el bebé.[6] Su indicación en mujeres potencialmente fértiles se debe asociar al empleo de un método anticonceptivo eficaz.

Además de su capacidad mutagénica directa, el metotrexato es tóxico para las células en división, como los espermatocitos (produce oligospermia, que puede ser intensa y persistente, con efecto sobre la capacidad de fertilización masculina).[7] Aunque no se ha establecido con claridad cuál es el intervalo libre de riesgo entre la finalización del tratamiento y la posibilidad de gestación, en función de las características farmacológicas y el mecanismo de acción se puede sugerir que los pacientes de sexo masculino eviten la procreación hasta por lo menos tres meses después de finalizar el tratamiento (un ciclo de espermatogénesis dura setenta y cuatro días), y que la mujer evite el embarazo hasta pasado por lo menos un ciclo ovulatorio una vez finalizado el tratamiento.[8]

Las interacciones medicamentosas suponen otro aspecto que debe ser cuidadosamente revisado. Muchos fármacos interaccionan con el metotrexato mediante diferentes mecanismos que incluyen la disminución de la eliminación del metotrexato y la dismi-

AINE	Otros
• Ibuprofeno	• Barbitúricos
• Fenilbutazona	• Ciclosporina
• Indometacina	• Colchicina
• Naproxeno	• Dipiridamol
• Salicilatos	• Diuréticos tiazídicos
	• Etanol
Antibióticos	• Fenitoína
	• Furosemida
• Ciprofloxacino	• Leflunomida
• Cloranfenicol	• Probenecid
• Tetraciclinas	• Retinoides
• Trimetoprima-sulfametoxazol	• Sulfonilureas
• Sulfamidas	

Tabla 2. Medicamentos que aumentan la toxicidad del metotrexato.

nución de su unión a proteínas plasmáticas, lo que provoca un aumento de los niveles plasmáticos del metotrexato y, consecuentemente, un mayor riesgo de toxicidad. Debido a que varios antinflamatorios no esteroideos (AINE) pueden incrementar los niveles de metotrexato y con ello su toxicidad, se recomienda que estos no se administren a la misma hora del día que el metotrexato. Los principales medicamentos que interaccionan con el metotrexato y aumentan su toxicidad se encuentran resumidos en la tabla 2. Siempre que se indique metotrexato a un paciente psoriásico se han de incluir en su documentación clínica las fichas técnicas de los otros medicamentos que tome.

1.3 Elección de dosis inicial

La dosis inicial de metotrexato debe ajustarse en función del objetivo terapéutico que se fije y de la coexistencia de comorbilidades o contraindicaciones relativas que aconsejen reducirla.

Aunque tradicionalmente se ha sugerido la conveniencia de utilizar una dosis de prueba inicial para después incrementarla paulatinamente en función de la respuesta terapéutica y de la ausencia de toxicidad, no parece tener mucho sentido mantener una actitud rígida ante esta hipótesis.[9] Sin embargo, conviene mantener un periodo inicial de inducción o búsqueda de dosis eficaz durante la etapa comprendida entre las dos y cuatro semanas siguientes al inicio del tratamiento; o bien intentar reducir a una dosis mínima eficaz, una vez que se ha conseguido una respuesta buena y estable, con cumplimiento total del objetivo terapéutico. Ambas actitudes persiguen evitar efectos adversos, utilizar la mínima dosis necesaria de fármaco y alargar, así, su utilidad terapéutica.

2 Seguridad en el mantenimiento

2.1 Protocolo de seguimiento y adhesión

La revisión clínica del paciente a lo largo del tiempo de terapia con metotrexato supone la mejor medida de seguridad del fármaco. Ya se ha comentado (véase el capítulo 2) que, tras el cribado de salud basal, conviene realizar exploraciones y determinaciones complementarias con cierta periodicidad. Debe confeccionarse de antemano un protocolo que permita un seguimiento periódico razonable del paciente, y que indique con claridad las medidas de control de seguridad que han de tomarse en cada momento. Dicho protocolo debe estar al alcance tanto del área médica como de enfermería.

Los factores que regulan esta medida de seguridad son la buena y disciplinada actitud del paciente para acudir a las revisiones periódicas, a las citas para analíticas y a las pruebas complementarias; la facilidad para contactar con el prescriptor para consulta de síntomas inesperados, y la disponibilidad de citas, por parte de enfermería y área médica, para revisiones periódicas.

2.2 Aporte suplementario de ácido fólico

A partir del consejo de expertos y de las revisiones sistemáticas, se sigue aconsejando la administración complementaria de ácido fólico al uso del metotrexato.[10,11] Este aporte suplementario tiene una acción ambivalente sobre la actividad del metotrexato, ya que, por una parte, puede reducir su efecto terapéutico, pero, por otra, parece demostrado que también reduce sus potenciales efectos adversos. Un reciente metanálisis[12] indica que el aporte suplementario de folatos tiende a reducir la toxicidad hematológica, mucocutánea y gastrointestinal (por lo que está indicado en caso de que estén presentes), y que reduce de forma significativa la hepatotoxicidad, aunque no previene ni reduce la toxicidad pulmonar.

Desde luego, es aconsejable el aporte de ácido fólico en pacientes en tratamiento con metotrexato que, concomitantemente, padezcan una situación de déficit o mayor consumo de folatos (por infecciones o toma de ciertos antibióticos), o en los casos de readministración de dosis altas (que no se utiliza en psoriasis).

El uso rutinario del ácido fólico debe contemplarse de forma individualizada, en función de la previsión o compensación de potenciales efectos adversos. Debe valorarse si es más rentable realizar determinaciones sanguíneas periódicas de ácido fólico en pacientes que toman metotrexato o instaurar un aporte suplementario de forma rutinaria. Un parámetro indirecto útil para valorar la indicación de determinar los niveles de ácido fólico puede ser la observación seriada en el tiempo del volumen corpuscular medio (VCM) en el hemograma (descartar macrocitosis).[5]

En cuanto a la dosis y pauta de ácido fólico, tampoco existe unanimidad.[10] Una opción consiste en indicar la toma diaria de 5 mg de ácido fólico (salvo en los días que se toma el metotrexato), y otra, en pautar ácido folínico en dosis de 15 mg/sem, al cabo de entre veinticuatro y cuarenta y ocho horas desde la toma del metotrexato. Una posición pragmática, con el fin de simplificar el régimen terapéutico, especialmente cuando el paciente presenta buena salud y no asocia patología o situación de mayor consumo de ácido fólico, puede ser la de indicar una única toma de 5 mg durante uno o dos días, separada de veinticuatro a cuarenta y ocho horas de la administración del metotrexato, para no interferir con

su efecto terapéutico; y asimismo realizar, de forma opcional y esporádica, en coincidencia con una analítica de rutina de seguimiento, determinaciones de los niveles de ácido fólico en sangre para, según valores, modificar dosis o pauta.

2.3 Vía subcutánea

Esta vía de administración tiene la ventaja de que puede reducir los efectos adversos del metotrexato y mejorar la biodisponibilidad del fármaco (al evitar el transporte gastrointestinal limitado). Otra ventaja nada despreciable es que puede permitir la administración del metotrexato por una tercera persona –personal sanitario o familiar del paciente– en los casos en los que el perfil cognitivo, el estilo de vida o la conducta del paciente provoque inseguridad respecto a la correcta administración por vía oral, garantizando así la adherencia terapéutica y previniendo el riesgo potencial derivado de su mal uso.

2.4 Suspensión. Acúmulo de dosis

Además de la lógica indicación de suspender el metotrexato si no se alcanza el objetivo terapéutico o si aparece toxicidad no tolerable o grave, existe la posibilidad de hacerlo por acúmulo de dosis.

La mayor dificultad que el uso del metotrexato a largo plazo ha presentado históricamente es la derivada de su potencial hepatotoxicidad crónica (fibrosis, cirrosis), motivo que justifica el tratamiento intermitente o discontinuo, con el fin de evitar la toxicidad acumulativa hepática. Tradicionalmente, para la valoración de este riesgo se ha indicado la realización de biopsia hepática periódica, a partir de cierta dosis de acúmulo. Dicha dosis acumulativa de alerta varía entre pacientes que presentan factores de riesgo hepático, en los que se sitúa en los 1,5-2 g, y entre los que no presentan dichos factores de riesgo, en los que se sitúa en los 3,5-4 g.[13,14]

Sin embargo, el análisis sistemático de las revisiones publicadas no parece confirmar la incidencia de fibrosis hepática que se suponía directamente asociada al acúmulo del metotrexato, sino que la relaciona más bien con la coexistencia de diabetes tipo 2 y obesidad (factores de riesgo hepático).[11] Tanto es así que, en la actualidad, para la valoración de hepatotoxicidad crónica por metotrexato se aconseja la práctica de otras pruebas no invasivas que puedan predecir la presencia (Fibrotest®) o la ausencia de fibrosis hepática significativa (Fibroscan®), lo que restringe mucho los pacientes candidatos a biopsia hepática; o la determinación de niveles del péptido aminoterminal de protocolágeno III (PIIINP).[11] La determinación seriada de PIIINP, por su simplicidad de realización, puede ser de gran utilidad para el seguimiento de la potencial hepatotoxicidad por uso crónico de metotrexato (véase la tabla 3).

La suspensión brusca del metotrexato no suele asociarse a un efecto rebote de las lesiones.

2.5 Manejo de la toxicidad hematológica aguda

En algunos casos excepcionales, según nuestra experiencia, puede aparecer una toxicidad hematológica aguda, si se administra el metotrexato a dosis superiores a las indicadas para la psoriasis (por error de administración o intención de autólisis). De ahí la importancia de seleccionar correctamente al candidato a metotrexato y de proporcionar la información y las instrucciones pertinentes para su correcta administración, como se ha precisado anteriormente.

Aun así, en los casos en los que aparezca toxicidad hematológica aguda, es prioritario neutralizar y contrarrestar la actividad del metotrexato mediante tetrahidrofolato. Este rescate se realiza con el aporte endovenoso de ácido folínico (N^5-formil-FH_4), el cual se introduce en el ciclo de los folatos

Valores PIIINP (μg/l)	Actitud
1,7-4,2	Normalidad en adultos
> 4,2 en al menos tres muestras realizadas durante un periodo de doce meses	Considerar realización de una biopsia
> 8,0 en dos muestras consecutivas	Considerar realización de una biopsia
> 10 en al menos tres muestras realizadas durante un periodo de doce meses	Considerar supresión del tratamiento

PIIINP: péptido aminoterminal de protocolágeno III.

Tabla 3. Guía de uso de los valores de PIIINP en pacientes tratados con metotrexato.

y se transforma en tetrahidrofolatos activos, lo que hace innecesaria la transformación de FH_2 en FH_4.

Debe instaurarse siempre que los niveles plasmáticos del metotrexato se mantengan por encima de $10^{-8}M$ más de cuarenta y ocho horas, y hay que tener en cuenta que la dosis de ácido folínico debe aumentarse de manera proporcional a la concentración de metotrexato que se desea neutralizar. La terapia de rescate no es necesaria cuando se utilizan dosis bajas ($15\text{-}10$ mg/m^2), ya que los niveles plasmáticos descienden por debajo de $10^{-8}M$ antes de las cuarenta y ocho horas. El aporte de ácido folínico es proporcional a la concentración del metotrexato a las veinticuatro horas de la ingesta (véase la tabla 4), y su administración debe mantenerse hasta que los niveles de metotrexato desciendan por debajo de $5 \times 10^{-8}M$. Como es lógico, durante el periodo de rescate se deberán realizar determinaciones de la concentración plasmática del metotrexato en intervalos de doce a veinticuatro horas.

2.6 Estrategias terapéuticas. Combinación, rotación, secuenciación e intermitencia

La mayoría de las reacciones adversas relacionadas con el metotrexato a dosis baja semanal son leves (gastrointestinales y mucocutáneas), aparecen en las primeras veinticuatro o cuarenta y ocho horas tras su administración y normalmente no obligan a suspender el tratamiento. En algunos casos, además, pueden reducirse al ajustar o fraccionar la dosis, bien administrándola por la noche, por vía subcutánea, o bien tomando suplementos de ácido fólico.[12,15]

Con el fin de evitar toxicidades y de prolongar el uso del metotrexato en el tiempo, es recomendable, una vez alcanzado el objetivo terapéutico, ajustar la dosis a la mínima eficaz para mantener el blanqueamiento alcanzado. Por otra parte, es recomendable suspender o modificar el uso del metotrexato en caso de aparición de efectos adversos graves o intolerancia, fracaso terapéutico o respuesta insuficiente respecto al objetivo terapéutico marcado al inicio del tratamiento. La aparición de nuevas situaciones o comorbilidades en el paciente que desequilibren el riesgo-beneficio del uso del medicamento es otra indicación para la suspensión del metotrexato.

Debido a la limitación de uso del metotrexato —en relación con su toxicidad por acúmulo— y dado el gran valor terapéutico de este fármaco —no solo como indicación primaria antipsoriásica, sino también como fármaco rescatador de brotes de actividad de la enfermedad en pacientes sometidos a tratamientos

Dosis de metotrexato cada 24 h	Dosis de ácido folínico
$1,5 \times 10^{-6}M$	10-15 mg/m^2/6 h
$1,5$ y $5 \times 10^{-6}M$	30 mg/m^2/6 h
$> 5 \times 10^{-6}M$	60 mg/m^2/6 h

Tabla 4. Dosis de rescate con ácido folínico (i. v.).

	Indicado	Valorar riesgo-beneficio	No indicado
Obesidad		✓	
DM tipo 2		✓	
Síndrome metabólico		✓	
ICC moderada-grave	✓		
Vacunas vivas		✓	
Enfermedad desmielinizante	✓		
Enfermedad granulomatosa activa			✓
Embarazo			✓
Lactancia			✓
< 18 años, > 65 años		✓	
Riesgo de infecciones			✓
VIH/SIDA			✓
Hepatopatía crónica			✓
Portador VHB			✓
Portador VHC			✓
Melanoma < 5 años		✓	
Melanoma > 5 años	✓		
Melanoma *in situ*	✓		
Neoplasia linforreticular < 5 años		✓	
Neoplasia linforreticular > 5 años	✓		
Carcinoma sólido < 5 años		✓	
Carcinoma sólido > 5 años	✓		

Adaptado de Strober *et al.*[18]

Tabla 5. Valoración del uso de metotrexato en escenarios comprometidos.

biológicos–, se sugiere mantener una política de ahorro a lo largo del tiempo. Por ello, es en el uso del metotrexato en que las estrategias de rotación, secuenciación o intermitencia desempeñan un papel preponderante. Asimismo, su asociación con acitretina, con ciclosporina o, incluso, con antipsoriásicos biológicos ha de tenerse muy en cuenta en el abordaje terapéutico de la psoriasis,[16,17] no solo por criterios de eficacia, sino también de seguridad (reducción de dosis).

3 Seguridad en escenarios comprometidos

En la práctica es relativamente frecuente que aparezcan situaciones de pacientes psoriási-cos que asocian otras patologías de base, y en donde la indicación del metotrexato ha de realizarse con exquisito cuidado en función de la patología asociada. Si en dichos casos se contempla la indicación del metotrexato, se deben tener en cuenta algunas reglas básicas: *1)* es posible que se tenga que modificar la dosis y pauta estándar de uso del metotrexato en psoriasis; *2)* los riesgos de infección, orga-notoxicidad específica e inmunosupresión han de sopesarse con esmero, y *3)* los seguimientos de dichos pacientes requieren protocolos específicos.

Por supuesto que es posible encontrar tantos escenarios como enfermedades humanas, y, como es de suponer, no disponemos de ensayos ni estudios dirigidos a valorar la eficacia y seguridad en estos casos; solo de la propia

Selección adecuada del candidato
Indicación precisa tras valorar contraindicaciones
Dosificación ajustada tras valorar contraindicaciones
Información por escrito del medicamento
Instrucciones por escrito de la pauta indicada
Valoración individual del aporte de ácido fólico
Disponibilidad y revisión de las fichas técnicas de otros medicamentos administrados al paciente
Cribado de salud protocolizado, previo al inicio del tratamiento
Control protocolizado de seguimiento
Buena disponibilidad del paciente para las revisiones y analíticas
Accesibilidad al equipo sanitario

Tabla 6. Medidas para aumentar la seguridad de uso del metotrexato.

experiencia o de los consejos de expertos. En la tabla 5 se expone un resumen orientativo de las patologías más frecuentes.

4 Conclusiones

El metotrexato es un fármaco utilizado en medicina y en dermatología desde la segunda mitad del siglo xx. Es un medicamento con una toxicidad potencial alta, pero con una gran seguridad en la práctica clínica diaria. Este binomio de aparente contradicción se sustenta en el conocimiento farmacológico del metotrexato, por una parte, y en el exhaustivo examen de los factores de riesgo del paciente previo a su prescripción; por otro lado, precisa controles adecuados para anticiparse a posibles efectos adversos. Las complicaciones más frecuentes resultan habitualmente banales, y las graves se relacionan más con una inadecuada selección de los pacientes que con el uso del propio medicamento. Como cualquier inmunosupresor utilizado en enfermedades crónicas, conviene alcanzar la dosis mínima efectiva y realizar terapias rotatorias para evitar efectos adversos sumatorios a largo plazo. Asimismo, la combinación con otros fármacos puede provocar sinergia en su efectividad y disminución de complicaciones inherentes al metotrexato.

En la tabla 6 se resumen las medidas para aumentar la seguridad de uso del metotrexato.

Bibliografía

1. Agencia Española de Medicamentos y Productos Sanitarios (AEMPS). Posible confusión en la dosis de metotrexato administrado por vía oral. Información Terapéutica del Sistema Nacional de Salud vol. 28-N. 6-2004.

2. Improving compliance with oral methotrexate guidelines [actualizado 01/06/2006; consultado 02/01/2012]. Disponible en: http://www.nrls.npsa.nhs.uk/resources/patient-safety-topics.

3. Kumar B, Dhar S, Handa S, Kaur I. Methotrexate in childhoodpsoriasis. Pediatr Dermatol. 1994; 11: 271-3.

4. Dadlani C, Orlow SJ. Treatment of children and adolescents with methotrexate, cyclosporine, and etanercept: review of the dermatologic and rheumatologic literature. J Am Acad Dermatol. 2005; 52: 316-40.

5. Carretero G, Puig L, Dehesa L, Carrascosa JM, Ribera M, Sánchez-Regaña M, *et al.* Metotrexato: guía de uso en psoriasis. Actas Dermosifiliogr. 2010; 101: 600-13.

6. Lloyd ME, Carr M, McElhatton P, Hall GM, Hughes RA. The effects of methotrexate on pregnancy, fertility and lactation. QJM. 1999; 92: 551-63.

7. Sussman A, Leonard JM. Psoriasis, methotrexate, and oligospermia. Arch Dermatol. 1980; 116: 215-7.

8. Kalb RE, Strober B, Weinstein G, Lebwohl M. Methotrexate and psoriasis: 2009 National Psoriasis Foundation Consensus Conference. J Am Acad Dermatol. 2009; 60: 824-37.

9. Carretero-Hernández G. Metotrexato en psoriasis: ¿es necesaria una dosis de prueba? Actas Dermosifiliogr. 2011. doi: 10.1016/j.ad.2011.05.008.

10. Pathirana D, Ormerod AD, Saiag P, Smith C, Spuls PI, Nast A, *et al.* European S3-Guidelines on the systemic treatment of psoriasis vulgaris. J European Acad Dermatol. 2009; 23(Suppl 2): 5-70.

11. Montaudie H, Sbidian E, Paul C, Maza A, Gallini A, Aractingi S, *et al.* Methotrexate in psoriasis: systematic review of treatment modalities, incidence, risk factors and monitoring of liver toxicity. J Eur Acad Dermatol Venereol. 2011; 25(Suppl 2): 12-8.

12. Prey S, Paul C. Effect of folic or folinic acid supplementation on methotrexate-associated safety and efficacy in inflammatory disease: a systematic review. Br J Dermatol. 2009; 160: 622-8.

13. Roenigk HH Jr, Auerbach R, Maibach H, *et al.* Methotrexate in psoriasis: consensus conference. J Am Acad Dermatol. 1998; 38: 478-85.

14. Kremer JM, Alarcón GS, Lightfoot RW Jr, Willkens RF, Furst DE, Williams HJ, *et al.* Methotrexate for rheumatoid arthritis. Suggested guidelines for monitoring liver toxicity. American College of Rheumatology. Arthritis Rheum. 1994; 37: 316-28.

15. McKendry RJ. The remarkable spectrum of methotrexate toxicities. Rheum Dis Clin North Am. 1997; 23: 939-54.

16. van de Kerkhof PCM. Therapeutic strategies: rotational therapy and combinations. Clin Exp Dermatol. 2001; 26: 356-61.

17. Menter A, Korman HJ, Elmets CA, Feldman SR, Gelfand JM, Gordon KB, *et al.* Guidelines of care the management and treatment of psoriasis with traditional systemic agents. J Am Acad Dermatol. 2009; 61: 451-85.

18. Strober B, Berger E, Cather J, Cohen D, Crowley JJ, Gordon KB, *et al.* A series of critically challenging case scenarios in moderate to severe psoriasis: a Delphi consensus approach. J Am Acad Dermatol. 2009; 61(Suppl 1): S1-46.

Introducción y generalidades

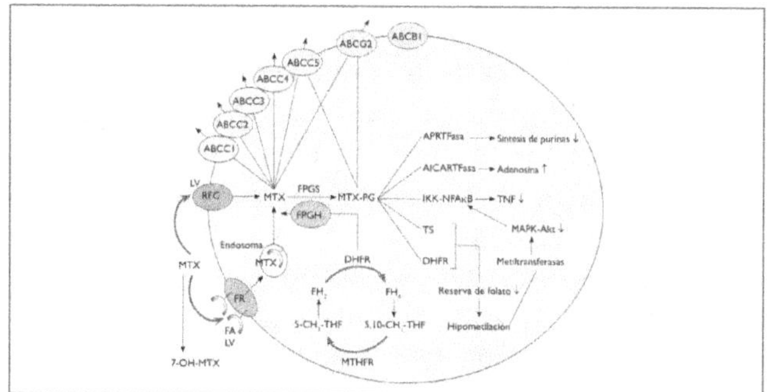

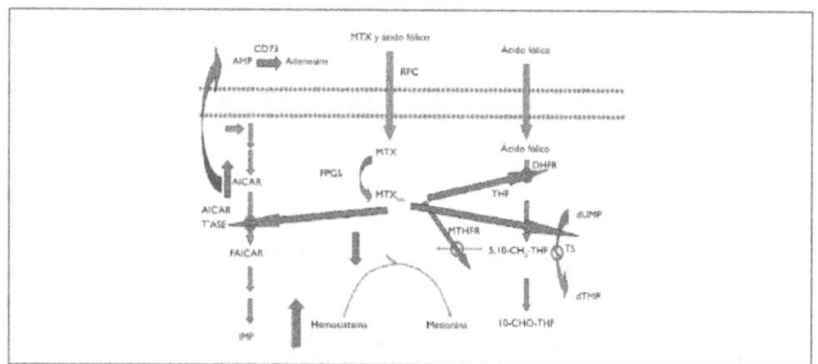

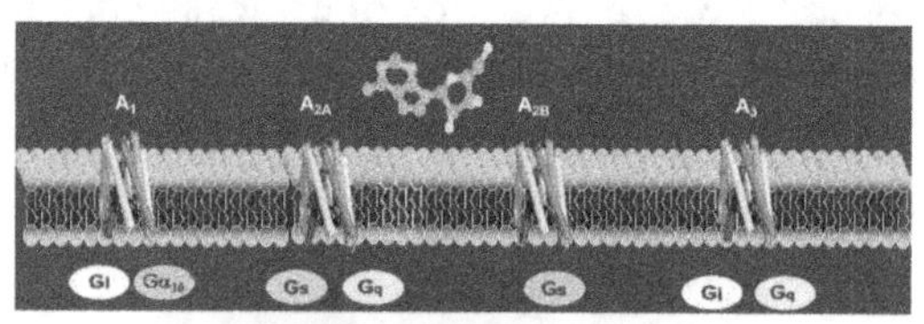

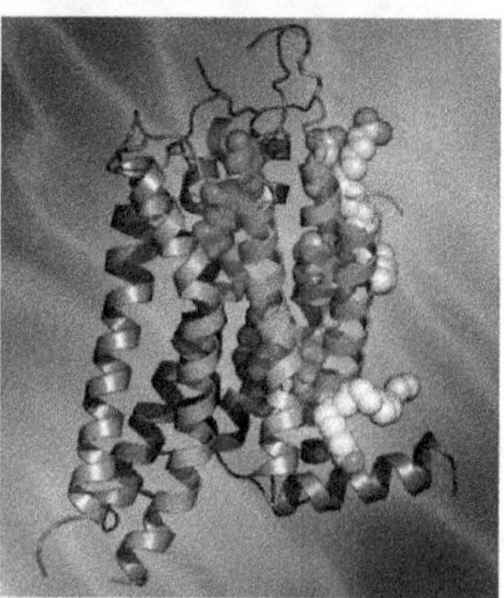

Metotrexato en otras patologías dermatológicas